U0333271

《黄帝内经》饮食版

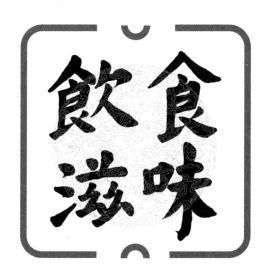

食味

飲食滋

徐文兵

著

江西科学技术出版社

2018年·南昌

生命的平安需要饮食滋味

　　和大家一样，我对饮食滋味的了解源自于家庭影响。我的姥姥是一位心灵手巧的家庭主妇，除了针线活儿等女红做得好，相夫教子持家也有一套。我记得小时候看着姥姥发豆芽，先用冷水将绿豆淘洗干净，挑拣去干瘪浮起的豆子，然后用滚烫的开水浇在豆子上，马上再浇一瓢冷水"救命"。没有亲眼见过的话，我实在不敢相信豆子不会被烫死，没有传承的话也不会想到这么做。所以姥姥很会发豆芽，成活率高不说，豆芽也是粗壮白胖，尾须短。长大以后我想到，这样做有点像"惊蛰"，唤醒沉睡的生命，然后再给予平和的生长条件。

　　穷人的孩子早当家，我还没上学就开始学习做饭。我最先学会的是熬小米稀粥。尽管父母交代得很清楚了，但是当时还是出了问题，铁锅放在火上，米也淘好了放在碗里，开水在暖壶里，这时候我突然不知道先往锅里放水还是放米？眼看干锅烧热要变红了，我匆匆把湿漉漉的米倒进了锅里，刺啦一声冒烟了，再把开水倒进了锅里。晚上

I

吃饭的时候，全家第一次喝我煮的稀粥，父亲夸我煮的粥有股炒米的香味。呵呵！

之后我逐步学会了擀面条，揪面片儿，擀馄饨皮、饺子皮。相比较而言，发面，和面，兑碱，蒸馒头（花卷）、包子技术要求要高一些，尤其是兑碱，碱多了发苦发黄，碱少了发酸发硬。我最初学习的时候，把握不好就先揪一团面，缠在筷子头上放到火里烧熟，先尝尝看碱大碱小。后来经验丰富了，熟络了，凭着揉面的手感就知道兑碱是否合适，最多在揉好面团后，中间切开一刀，看看横断面的起泡大小和多少就能判断了。

那时候粮食都是按人头定量供应的，粗粮比例占七成，白面比较金贵，所以蒸一顿馒头不能浪费，和面要"三光"——手上、面盆、案板上都不能沾面。每次我蒸出开花的大馒头，心里别提有多高兴了。

学习炒菜得益于我有一位爱吃会做的父亲，他做菜水平很高，能做席面，冷热荤素样样精通。我至今还记得父亲教我做鱼的情景，他告诉我烧鱼好吃的秘诀在于要放猪肉，而且要放肥肉，鱼的特点是鲜嫩，但是不香、不解馋，放猪肉和大料进去就妥帖了。而做猪肉丸子的秘诀在于里面要放荸荠，这样瘦肉肉质就不柴、肥肉就不腻。我平生第一次吃涮羊肉、吃虾都是父亲亲手做的。父亲还有很多烹饪做菜的藏书，我当年读了也是如饥似渴，比起那些纯讲技术手艺的书，我更喜欢像《烹调原理》这样的书，浸透着人文价值观和情怀。

和普通家庭不同的是，我有一位中医母亲，她不仅是我中医的启蒙者，而且把中医的理论和理念贯穿在生活实践中，是一位养生防病、治未病的高手。

我从小受母亲的影响学习中医，生活中的习惯也时时刻刻秉承着中医的价值观和理念。随便说几个，比如吃饭前，一般的家长也就是让孩子洗手，母亲总是让我们坐下喘匀了气再吃饭，叫"哈哈冷气"——小孩子疯跑、疯闹得上气不接下气，这时候马上吃东西，容易呛着，更容易吞咽空气进去，闹肚子。比如感冒发烧以后，母亲就不让我们闻炝锅的油烟味，因为这样会郁闭肺气，不利于宣散外感邪气。再比如我们平时常吃烤馒头片、窝窝头片，焦苦入心，有利于消化食积。我们从小就知道食物的寒热属性，吃炒绿豆芽的时候就要放些辣椒或羊肉，吃鸡肉的时候就要放些蘑菇……

母亲的中医老师是大同名医马衡枢先生。马先生一生不讲究穿戴、不讲究家居布置，唯一看中的就是饮食补养，按他的说法就是"内胎要足"。作为他的学生，我母亲秉承了"业余学，身家用"的思想，无论是调养自己还是照顾家人，都贯穿了中医的养生思想。

母亲在 20 世纪 60 年代因为接济家人，自己患上了肝病，马先生给她开出了食用鳗鱼补养的方子。因此，我们从小就知道鳗鱼是水中人参，滋补虚损效果最好。那时候绝大多数人不懂这个，在副食商店买带鱼的时候，鳗鱼常常因为长得丑陋、奇怪，被人挑出来扔在一边，这时候父亲就会去把它买回来，做给母亲吃，我们常常能分食一两块。按马先生的教诲，母亲吃完了还把鳗鱼骨头焙干，研磨成粉，给孩子或病人吃，用来壮骨。后来我到了日本吃鳗鱼饭，看到店家把鳗鱼骨头炸酥了给客人吃，深感马衡枢先生的伟大。

1999年，我辞职回国创业，当时租住在甜水园。某天逛早市，我看见有人在贱卖冻鱼，一个长方形大冰坨里面冻着几十条鳗鱼。我就把它们全买了扛回家，解冻之后一条条洗干净，切段分包好放在冰箱里，自己吃，也招待家人吃。大概吃了一年，我感觉鳗鱼对于恢复自己的精神体力帮助很大。记得母亲来我这儿的时候，还是把鳗鱼骨头放在暖气上焙干，和当年一样留着做药。

虽然小时候物质匮乏，但是我们这一代人还算幸运，没有挨过饿。现在回头看看当年清淡的饮食结构，反而是我们今天所倡导的。吃主食，少荤腥、油腻，没有水果、牛奶，更没有冰箱冷饮，实在是令人感慨。

作为一名临床医生，我认为饮食对人体身心健康的影响也有一个"忽视→注意→重视→极度重视→非强调不可"的认识过程。因为我发现，不是每个家庭都有像我母亲这样的中医，有这样的传承。有的家庭不仅无知，而且反其道而行之，道听途说或相信那些把迷信包装成科学的商业，不仅无益于养生，反而会吃出一身病。如果患者不懂饮食，不懂忌口，治疗效果就大打折扣，你开的十服泻心汤，抵不过他每天吃一颗煮鸡蛋。

因此，我就有意识地开始搜集、整理、研究中医关于食疗药膳的知识和技术，并且把它作为重点向学生和患者介绍并推荐。《饮食滋味》系列课程，就是当年我为厚朴学员宣讲的，包含了我的家教和我自学的内容，有《黄帝内经》、伊尹的《伊尹汤液经》和周潜川的《药饵疗法》的精华。厚朴中医学堂从一开始就建立了自己的厨房，聘请了厨师，精选食材烹制美食，给同学们提供了健康、营养、美味的饭菜。

《饮食滋味》讲座课程经过编辑整理，在淘宝教育频道推出后大受欢迎，之后我们又推出了音频课程，现在将讲座整理成文字出版，希望能造福更多人、更多家庭。以后我们还将设计推出实践操作课程，手把手教会大家做饭，提高生活品质。《饮食滋味》的课程还会细化、深入、扩展，进一步丰富中医营养食疗学。

学习中医的目的在于，"上以疗君亲之疾，下以救贫贱之厄，中以保身长全，以养其生"。了解饮食滋味就是个好的开始。

2018 年 1 月 10 日星期三

于汤河原理想乡

第一章
"以人为本"还是"以食物为本"
——中西方营养学的最大区别

"营"和"养"有什么区别 ／ 营养要以人本能的需要
为基础 ／ 吃什么不重要，什么时候饥了、饿了、馋
了很重要

第二章

为什么要"应地而食"
——一方水土养一方人

水土不服怎么办 ／ 任何食物都有营养，但不是任何
食物都适合每个人吃 ／ 找到自己身体中潜藏的邪恶
欲望，消除它们

第三章

一生的营养之路
——"五谷、五畜、五果、五菜"

麦补肝、黍补心、粟(小米)补脾、稻补肺、菽(豆子)
补肾 ／ 吃肉是需要挑部位的 ／ 羊入肝、鸡入心、
牛入脾、驴入肺、猪入肾

第四章

如何通过饮食来调神

中医饮食疗法中有什么秘而不宣的东西 ／ 现代人关

心的是食材有什么用，而古人关心的是食材的性 ／

中国人饮食疗法的精髓

第五章

饮食饮食，缺"饮"不可

饮水第一要讲究"水质" ／ 如何喝到相对干净的

水 ／ 水喝多了会"中毒"，水喝猛了会"中毒"，

喝的水太凉了也会"中毒" ／ 人体体液是怎么循环的

第六章
吃最适合自己的

喝汤能减轻胃的负担 ／ 喝麦冬(麦门冬) 的汁，生津

效果特别好 ／ 没事尽量不吃榨汁的瓜果 ／ 饮用

液，能省下身体很多消和化的功能

第 七 章
你会喝酒吗

选什么酒泡药酒最好 ／ 补四脏的泡酒药有哪些 ／
用什么药酒来调治宫寒、性冷 ／ 听中医的话,多喝黄酒

第 八 章
你会"消""化"食物吗
——使用水、油、火的智慧

什么是"消",什么是"化"／ 化食,为什么要借
助于水 ／ 吃蔬菜有哪几种常用的加工方法 ／ 烹制
肉类食物不要油上加油

第 九 章
你会吃酱、茶、酒、肉、蛋吗

酱是帮助身体化的好东西 ／ 绿茶、红茶、乌龙茶、黑茶、普洱分别适合什么人喝 ／ 你适合喝哪种酒 ／ 火腿为什么好吃

第十章
芳香类食材对人有什么好处

我们吃进肚子的任何饮食都是阴性的 ／ 炖羊肉要放孜然、花椒 ／ 炖猪肉要放肉桂、大料等 ／ 炖牛肉要放少量的花椒、孜然，多放山楂 ／ 白胡椒能散寒，黑胡椒化阴浊

第十一章
调身的智慧

有多少人会调和五味 ／ 以人为本，《辅行诀》是《伊尹汤液经》的精髓

第十二章
调肝的智慧

为自己开调肝的经方 ／ 当归：补益肝血的效果特

别好 ／ 四逆散：专治肝火旺

第十三章
调心的智慧

如果一个人的心肠很硬、很冷，肯定要得病 ／ 过于

兴奋的时候，吃点儿酸的东西可以收心 ／ 内心恨意

太多、太重，要吃点儿苦的东西来泻

第 十四 章

调脾的智慧

脾实病的人有什么表现 ／ 脾虚病的人有什么表现 ／ 理中丸：专门补脾

第 十五 章

调肺的智慧

肺气虚的人有什么表现 ／ 肺气实的人有什么表现

第 十六 章

调肾的智慧

肾气虚的人有什么表现 ／ 肾气实的人有什么表现

第 十七 章

《辅行诀》中的食疗名方

吃的油越多，身体就越胖 ／ 脾虚的人是不会胖的

第一章
"以人为本"还是"以食物为本"
——中西方营养学的最大区别

　　我们中医营养学是以人为本，这个"人"甚至可以具体到不同时刻、不同心态、不同情绪下的人。也就是说，同样是你，但你在不同时间、不同心情下，用不同方法吃进去的食物，最后所产生的影响都是不一样的。

　　我们吃的、喝的这些食物要讲究出产的时间、食用的时间和食用的量，这叫食饮有节。

　　吃什么不重要，什么时候饥了、饿了、馋了很重要。这些都是中医营养学以人为本的具体体现。

1.希望人人都能懂点儿中医营养学

（1）在吃饭这件事上，感和觉比什么都重要

对于吃饭这件事儿，有人是跟着自己的"觉"吃，有人是跟着自己的"感"吃，有人是跟着自己的不良意识吃，这是不可以一概而论的。

西方人信仰营养学说，他们是跟着科学吃饭。除了吃饭跟着科学走外，为了补充各种营养物质，他们平时也会大把大把地吃各种维生素片。

我个人认为，在吃饭这件事情上，我们更应该相信人的天赋、本能。要明白，感和觉比后天的意识重要得多。

我在一次做节目的时候，碰到一对夫妇，他俩都是博士，孩子饿了，他们不给吃东西，说是没到饭点；等孩子饿过劲儿了，到了他们所谓的"科学的"饭点了，他们又给孩子吃东西——最后孩子身体出问题了。

这叫科学喂养吗？

所以老百姓说："还不如用我们的土方法来养育孩子呢！"

土方法更接近于道、接近于天真、接近于无为，我们对食物有着高于物质层面的认知，正如冬笋和春笋，它们虽然是同一种食物，但因为出产季节不一样，对人的作用也不同。

对于吃饭这件事儿，有人是跟着自己的"觉"吃，有人是跟着自己的"感"吃，有人是跟着自己的不良意识吃，这是不可以一概而论的。

在吃饭这件事情上，我们更应该相信人的天赋、本能。要明白，感和觉比后天的意识重要得多。

冬笋和春笋，它们虽然是同一种食物，但因为出产季节不一样，对人的作用也不同。

　　我们在了解了食物本性的基础上，为了满足人的需要，做一些顺应自然之道的事情，这叫什么？这叫有德之事。

　　几千年来，古人为了满足人的需要，发明了很多方法来改变食物的自然属性。比如通过炮制加工中药，把中药的性味、归经，甚至是作用都改变了——不过这些是建立在了解食物本性的基础之上的。再比如奶制品是寒的，做成酸奶、奶酪，偏温了，这是发酵；经过加酒曲发酵，把粮食变成了酒，变成了醪糟，这是把粮食的能量提纯了，所以酒是有一种彪悍之气的。

　　这就是我们所讲的人为的对食物的改变，其实包括烹调也是改变食物性质的一个很好的方法。

　　我的很多患者特别喜欢吃水果，但是由于病情的原因，我建议他们不要吃，如果特别想吃，就用微波炉温一下再吃。这是由于现代医学认为，水果里面含有的维生素C对肠黏膜、胃黏膜有刺激作用，而维生素C最怕高温，故而把水果用微波炉热一热才可以吃。这也是人为了满足自己的需求，而适当改变食物属性的例子。你怎么吃着舒服怎么来，这是最好的。

> 在了解了食物本性的基础上，为了满足人的需要，做一些顺应自然之道的事情，这叫什么？这叫有德之事。

> 你怎么吃着舒服怎么来，这是最好的。

（2）膳是为我们度身定制的完美食物

　　说到饮食滋味，有一个字必须得提一下，那就是"膳"字。人们常说御膳、仿膳、药膳。什么叫膳？

　　膳是中国饮食文化中最初的用餐形式——分餐制。大家伸筷子到一个盘里夹菜，这是北方游牧民族的习性。

我们参观博物馆时，看到的那些青铜器（比如簋、盘、鼎等），它们首先是食器，是用来盛放食物的器具。

商周天子陪葬讲究"九鼎八簋"，意思是给他们上菜用的食器（包括杯、碗、筷子、勺子等），都是定制的，都有讲究。

商纣王时期，商朝的宰相叫比干。当比干听到纣王想用象牙做筷子的时候，就意识到国家将要走向灭亡。因为象牙做的筷子就必须要配玉做的碗，而玉做的碗必然不能盛一碗糙米饭，所以就得有美味珍馐、琼浆玉露。有了这些精美的吃食，与之相配的，当然还需要钟鼓之乐、锦衣华服和富丽堂皇的宫殿。

人类是很贪婪的，他们穷奢极欲的心，可以从一簇小火苗发展成为一片燎原之火。

真正的膳应该是根据每个人不同的身份、地位，还有体质，为每个人度身定制的饭菜。

我们去日本餐厅吃饭的时候会发现，他们上菜都用一个托盘，上面放着一碗酱汤、一碟咸菜，还有一小盘水果、一碗饭、一条鱼……这一份就是一膳。

膳是完美的，更是合适的。

现在很多人整天说自己吃的是仿膳、御膳，其实那根本就不是膳，因为那不是为我们量身定做的，是不适合我们吃的。

中国古代的传统饮食是很合理的，给皇帝制定膳的人叫食医（中国古代有食医，有疡医，有疾医，分工非常明确）。

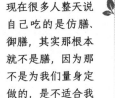

真正的膳应该是根据每个人不同的身份、地位，还有体质，为每个人度身定制的饭菜。

现在很多人整天说自己吃的是仿膳、御膳，其实那根本就不是膳，因为那不是为我们量身定做的，是不适合我们吃的。

而当时食医的工作就相当于我们现在的食疗养生师,给皇帝和其家人制定适合他们的营养套餐方案,而且这个方案完全以保健为目的(后来食医的发展偏离了正轨,变得穷奢极欲,一味追求甘脆肥酸)。

延伸阅读:心眼儿小,易得厌食症和贪食症

当人吃得太饱、吃腻了的时候,自然就会出现厌食的症状。出现这种情况该怎么办?一是静候食欲恢复;二是通过服药来使食欲得到恢复,然后再接着吃。

在古罗马时期,上层社会的人们过着一种纸醉金迷的生活:中午宴请,下午泡澡,让食欲慢慢恢复,晚上再设宴。

那吃腻了怎么办呢?他们发明了一种催吐药,吃完了吐,吐完了再接着吃。开始吐的是胃气,后来吐的是心气,心气吐没了,就得了厌食症。

现在很多女模特、女演员都患有厌食症,她们不是不想吃,而是已经吃不下了,一吃就吐。她们已经不是意识、行为上的问题了,而是情绪、感情上的问题,她们是伤着神了。

心是火,脾是土,火生土,没有心气哪有食欲?因此,厌食症的根源在于心气内洞,或者叫心气虚极了。

还有一种病叫贪食症,得这种病的患者其症状就是一直吃,不停地吃。

厌食症患者的表现是很抑郁,而贪食症患者的表现是很狂

> 当人吃得太饱、吃腻了的时候,自然就会出现厌食的症状。

> 心是火,脾是土,火生土,没有心气哪有食欲?

躁。还有的人是 polarization（两极化）的，今天抑郁，明天狂躁；一会儿哭，一会儿笑，在旁人看来很奇怪，很不能理解。

俗话说："易涨易退山溪水，易反易复小人心"，当人的心气、心眼儿极度狭小的时候，他的情绪就容易出现这种变化，在中医里称为"癫狂"。

《黄帝内经·灵枢·癫狂》里指出，癫是指抑郁状态，狂是指狂躁状态。有一种比较常见的病，民间俗称为"羊角风"，中医里把它称作"痫"，现代医学上称为"epilepsy（癫痫）"。

患有厌食症的人，不管你的饭菜做得多么美味、多么可口，他都不想吃。他会视而不见、听而不闻、触而不觉，因为他心不在焉，没神儿了。

而患有贪食症的人，不管什么东西，只要你拿给他，他都会全部塞进去，而且还不停地吃，完全无法控制自己对食物的欲望。这是因为他心里的火气太盛，需要靠食物去压制。

（3）"营"和"养"有什么区别

你对"营"和"养"的认识有多少？什么是营？什么是养？什么叫营生？什么叫养生？

现在人们都很关注养生，在我看来，养生比营生差远了。我们看现在很多讲职场的书、励志的书、官场斗争的书……这些书归根到底都是在讲营生。

营生发展到一定阶段了，或者人们生病了，才想起养

厌食症患者的表现是很抑郁，而贪食症患者的表现是很躁狂。

患有厌食症的人，不管你的饭菜做得多么美味、多么可口，他都不想吃。他会视而不见、听而不闻、触而不觉，因为他心不在焉，没神儿了。

生——养永远排在第二。

那营和养又有什么区别呢?

营,需要刻意而为之,需要动用后天的意识,所以我们常说钻营、经营、蝇营狗苟……这些讲的都是刻意地去做某些事情。而养更多则是强调顺其本性、天性,所以春天叫"养生";夏天叫"养长";秋天叫"养收";冬天叫"养藏"。所谓"营"就是逆其根,罚其本、坏其真;所谓"养"就是顺,顺养、顺其性。

道家有一种说法我很认同,它说,人必须先爱自己,然后才能好好爱别人。

现在,我们经常遭遇道德绑架,就像电影《非诚勿扰》里的情节:卖墓地的人先给你扣上"孝子"的帽子,这样你就不得不把那块墓地买下来,因为你是"孝子"啊!

现在很多患者对医生也是这样,他们先说你是医生,是医生就得有医德,就要救死扶伤,就不能休息。之前我也有过被人堵在电梯门口,不让回家的经历。我确实是医生,但我首先是一个人,人既得工作,也需要休息。工作只是我生活的一部分,我不可能像机器一样一直工作。我的工作是救死扶伤,但是不是普救众生,我如果连自己的健康都保证不了,又拿什么去治病救人呢?

所以,不管是谁,都要先爱惜自己,然后才能有能力去帮助和照顾自己的亲人、朋友以及他人。因此,我们所讲的营养,是先要顺养,然后再去经营。

营,需要刻意而为之,需要动用后天的意识,所以我们常说钻营、经营、蝇营狗苟……这些讲的都是刻意地去做某些事情。而养更多则是强调顺其本性、天性,所以春天叫"养生";夏天叫"养长";秋天叫"养收";冬天叫"养藏"。

不管是谁,都要先爱惜自己,然后才能有能力去帮助和照顾自己的亲人、朋友以及他人。

（4）营养要以人本能的需要为基础

我还想告诉大家，如果我们光知道顺养，还是不够的，因为动物也知道。道法自然，动物可以吃生肉，但我们不可以，我们会用火。用火是营，这种营是符合自然之道的营。

因此，营养要注重以身体本能的需要为基础，再加上后天的正确意识引导。而后天的正确意识引导，多从经典中来。

生活中，我们往往都是一根筋，很容易一条道走到黑。而营需要学习，养需要忘我。因此，我建议大家每天能站站桩、静静心，恢复一下本我，恢复一下本能，找回自己的感觉，这样就可以达到我们营和养的目的了。

> 生活中，我们往往都是一根筋，很容易一条道走到黑。而营需要学习，养需要忘我。

（5）喝水没问题，可大量喝水就会"中毒"

我认为，中医营养学的基本理念是"毒药攻邪"。你可能会问，毒和药有区别吗？毒和药是不一样的，凡是把自己原本的性质加强、浓缩之后都会变成毒。

水很普通，可是大量喝冰水就相当于喝毒，因为它把自身的寒性加强了。喝水没什么问题，但是大量地喝水也会"中毒"。这些都是把偏性做大、做强的结果（所谓强就是压强大，本身不重，但它那个立足点很细小，压强就会变大。所以压力大、压强大都叫毒）。同理，你偏爱某种东西，总吃某种东西，吃得太多，最后也可能会"中毒"。

> 你偏爱某种东西，总吃某种东西，吃得太多，最后也可能会"中毒"。

什么是药？大家都听说过神农尝百草的故事，神农氏是什么人？神农氏，即炎帝，是早于黄帝的一个部落首领。这是最早把人们从狩猎文明引向农耕文明的部落。神农将尝过的植物分为有毒的、无毒的、可常吃的、不可常吃的类型。

可以经常吃的，我们称之为"食"，可以短期之内服用的，我们称之为"药"。

《神农本草经》中记载的三百六十五种药，分为上、中、下三品，上品可以久服，"久服不伤人"；中品的药，"无毒有毒，斟酌其宜"，可以暂时吃一段时间；下品的药，"多毒，不可久服"，病好了就立即停止。

药、毒的东西偏性都比食物大，是可以用来攻病邪的，它们对人体的正作用大，副作用也大，当然也只能是暂时服用。

> 可以经常吃的，我们称之为"食"，可以短期之内服用的，我们称之为"药"。

2.饮食滋味的"滋"是什么

（1）唾液是从哪儿来的

我们先想象一下，在没有用显微镜观察的条件下，我们舌头上的味蕾是什么样子呢？味蕾就像小毛毛在舌头上面飘着，如果没有唾液的滋润，舌头是干的，这些味蕾的功能就会退化，所以你吃什么东西都会是一个味儿，味同嚼蜡。

唾液是从哪儿来的？"问渠哪得清如许，为有源头活水来"，唾液是肾精所化。

唾液是肾精所化。

《黄帝内经》认为"心主舌""其华在面"，所以人的舌头是红色的。一个鲜红的舌头有唾液滋润，表明水（肾水）火（心火）是相济的。这就叫饮食滋味的"滋"。

人体有一个穴位叫口禾髎，是大肠经的倒数第二个腧穴。为什么叫口禾髎呢？因为口禾则能知五味。《黄帝内经·灵枢·脉度》里说："心气通于舌，心和则舌能知五味矣。"

什么叫禾（和）？有阴有阳才叫和。

（2）唾液好，肾精足

口水就是唾液吗

你以为口水就是唾液吗？NO！只有含丰富的酶和元气的口水才是唾液。它的特点是清亮、透明、不拉丝——如果流出来的口水拉着丝，而且是混浊的，那就只能叫口水。

有健康唾液的人，不会有厚舌苔，不会有口疮，不会有口腔溃疡或者舌头溃疡。

因此，一个人的肾精足了，唾液里的元气和元精就会好。

> 一个人的肾精足了，唾液里的元气和元精就会好。

唾液质量好的表现有哪些呢

第一，口气清新而且是香的。

有的人跟你说话，你感觉到这人的口气很臭，这有可能是酒色过度；有的人口气甜香，感觉像刚煮熟的甜玉米味儿，这样的人就很健康了。

有人说："徐大夫，请给我老公治治，他口臭。"我说："他口臭都十年了，你怎么才来？"为什么？当时热恋的时候不在乎，现在受不了。

第二，能够很快化掉食物。

唾液质量高的人吃馒头，咬一口是甜的，喝水也是甜的，因为他们马上就能化掉。而且最关键的一点是，唾液质量高的人牙齿都非常好，不会有牙菌斑。

> 唾液质量高的人牙齿都非常好，不会有牙菌斑。

为什么老虎不刷牙也不得牙病

如果有人问为什么老虎不刷牙也不得牙病，我就会告诉他：第一，老虎是食肉动物。第二，老虎从没吃过腐肉。老虎都是现杀现吃，杀不着活的动物它就得饿死——没见过老虎弄台冰箱放几块儿肉进去吧。猫弄点儿东西会埋起来，但是老虎从来不会。

永远吃鲜肉是老虎最大的特点，吃饱了就不吃了，跟小孩儿一样。因此，别总逼着小孩儿吃东西，他不吃就代表已经饱了，该玩儿去了。由于老虎是保质保量地吃东西，因此，它的唾液永远是高质量的。

别总逼着小孩儿吃东西，他不吃就代表已经饱了，该玩儿去了。

什么时候唾液质量马上会下降

一旦吃东西过量，唾液质量马上就会下降。

当你发觉自己舌苔变厚了，唾液有异味儿了，或者唾液变得黏稠污浊的时候，就应该控制你的饮食了，但是现在有几个人能做到这一点呢？

一旦吃东西过量，唾液质量马上就会下降。

现在很多人每天要吃三顿饭，落下一顿都觉得这个世界对不起自己，得赶紧补上。

舌苔为什么会变厚？这是人的一种自我保护——你已经吃多了，味蕾被覆盖住了，就是提醒你别吃了。

但是，我们并不懂得来自舌苔的暗示，而且我们居然还有办法让自己在舌苔那么厚的情况下仍然有食欲——这个麻辣烫那个烧烤，还有各种鸡精、味精添加剂，结果就吃出一肚子毛病。

要想食肉，就吃低端动物的肉

我建议，吃肉的话，一定要吃低端动物（高端动物是什么？最高端的动物就是人，我们总不会吃人肉吧——除非有的人有特殊需要会吃点儿胎盘）的肉，最好不要吃食肉动物的肉。

因为食肉动物积攒的肉毒和臊气一般人消化不了，所以人类这么多年，从来没有把哪个食肉动物当成家畜来养（狗和猫除外，狗其实是杂食动物，而猫肉并不好吃）。

有一次我去广州，有位美食家患者请我吃饭，给我点了一盘当年SARS的"元凶"——果子狸，并告诉我果子狸有多好，可是我吃了一口就感觉臊气扑鼻。我虽然没闻，但是口腔和鼻子是通着的，所以也是可以感觉到的（就像有的人不爱擤鼻涕，或者从嘴里吐出来，或者直接咽了）。

最终我没吃那盘果子狸，他却吃得津津有味。后来我想，为什么我不吃呢？因为我的舌头是敏感的，而他的舌头全被厚厚的舌苔覆盖住了，他闻不到那个味儿，因此就能吃下去。

我们要吃肉就吃那些食草的、低等动物的肉——比如猪、狗等，但这些动物还属于杂食性的，它们也有肉毒。因此，我建议大家最好把偶蹄类的食草动物作为肉食首选，如牛、羊、骆驼等。

同时，我建议大家最好不要吃任何动物血液类食物，什么鸭血豆腐，什么毛血旺，都不要吃，这些食物寒气、阴气太重。但如果你阳气特别足，那你吃什么都行。

> 我们要吃肉就吃那些食草的、低等动物的肉。

> 大家最好把偶蹄类的食草动物作为肉食首选，如牛、羊、骆驼等。

舌苔厚腻，有口气、大便不通如何食疗

我给大家推荐一个去舌苔的方法——不再继续瞎吃。

古代有一个说法叫"口衔丁香"，字面意思就是口里含一块儿丁香，后来指在朝为官，随后又逐渐演变为朝臣及文

人雅士的常见礼节。

丁香本身就是一味药物，能治胃寒、胃动力不足、嗳腐吞酸等症状。

很多人找我看病，我一闻他们嘴里有一股蒜臭味儿，就问："你吃蒜了吗？"

"没吃，昨天吃的。"

这说明什么？说明他昨天吃的东西都在胃里待着还没消化呢！

如果你舌苔厚了，消化不良，又有口气，不妨含点儿丁香。

除了丁香，还有几个非常好的香料药效也不错。一个是白豆蔻。白豆蔻本身就是一味非常好的化湿药，可以治疗诸如肠胃不蠕动、湿气太重等症。白豆蔻不辣，嚼碎了含在嘴里，很清香，个人感觉白豆蔻有一种偏凉的香味儿。

如果你的舌苔实在是太厚了，就嚼比白豆蔻还好用的草果。

人们都说药膳难吃，但为什么用一些中药卤出来的肉却很好吃呢？因为中药只有用对了肉才会好吃。

如果你大便不通的话，可以嚼点儿槟榔。草果和槟榔都是我们温病用的一个非常有名的方子——达原饮里用到的药，专门刮体内的油腻，具有清热解毒、避秽化浊的功效。

我们想想人体不运化时的状态，基本和下水道被油腻的东西堵住是一个道理。

我们还可以去学习艾灸、刮痧和耳针让口气清新一点儿。当发现自己的舌苔厚了以后，我们就可以通过点穴、艾灸、

> 如果你大便不通的话，可以嚼点儿槟榔。

刮痧把天枢穴和中脘穴弄畅通了，这样胃肠蠕动就正常了。

人体自有用之不竭的大药——"咽唾"

有一个从古代流传至今的养生方法——咽唾养生，就是利用人体自身的"大药"来养生，而这个大药其实就是我们自己的唾液。

有一个从古代流传至今的养生方法——咽唾养生。

唾液正不正常，第一要看有没有，第二要看能不能保质保量地分泌。

唾液跟什么有关？跟肾有关，其实就是跟任脉有关——所以唾液腺本身的分泌能力与水平跟任脉有直接关系。

唾液跟什么有关？跟肾有关。

之前我给一位患者治疗毒瘾，给他针灸完之后，他说从吸毒以后他就没有唾液，现在用完针灸后感觉有唾液了。为什么呢？因为吸毒让他的任脉不通了，通过针灸又通了。任脉通了以后，人的唾液就会正常分泌。

一般人促进唾液分泌的方法就是用舌头舔上牙膛，舌头一翘，唾液就往出冒，然后嘴里装满了就咕嘟咽下去。这就是道家练功的方法，随时可以练，即使是睡觉的时候也不例外。

我们还要注意保持唾液的清洁，再有就是没事儿别大量喝水。这个要求似乎是有点儿高了，但如果一个人肾精足、唾液足，他是不需要大量喝水的。

为什么有人吃东西总是那么"津津有味"，没有唾液怎么会"津津有味"，没有唾液又如何能"津津乐道"，有那么多话可说呢？

为什么我不提倡人没事大量喝水？因为喝水会冲淡唾液和胃液，降低我们的消化功能。

为什么我不提倡人没事大量喝水？因为喝水会冲淡唾液和胃液，降低我们的消化功能。同理，我不赞同吃汤泡饭。

很多人唾液分泌少，甚至没有，就靠喝一口水、吃一口饭，这样唾液的质量便会很低。患干燥综合征的人特别可怜，因为他们的唾液腺失去了活性，牙齿就失去了滋润和保护，容易变碎，继而小片脱落，最终只留牙齿的残根。

3.饮食滋味的"味"是什么

味，分为两种——气味和口味。

气味是鼻子闻到的，口味又分为酸、苦、甘、辛、咸。口味简单来说有五个，复杂说来有十个。除了我们常见的酸、苦、甘、辛、咸，还有涩、焦、淡、辣、鲜。后面五味和前面五味的归经和作用是相同的，但是品尝出来的味道却是不一样的。

（1）酸味、涩味：酸到极处就是涩

酸味除了常见的酸味，还有涩味。酸到极处就涩了，比如我们说这果子没熟，是青涩的；这柿子没捂好，也是涩的。所以酸和涩是一种味儿，都指口味。

（2）苦味、焦味：烧焦的东西都有一种苦味

焦锅巴和烤煳了的食物味道都是苦的。

味，分为两种——气味和口味。

气味是鼻子闻到的，口味又分为酸、苦、甘、辛、咸。简单来说有五个，复杂说来有十个。

焦、苦是一种味儿。烧焦的东西都会有一股苦味儿。

所以说，焦、苦是一种味儿。烧焦的东西都会有一股苦味儿。

（3）甘味、淡味：健脾益胃的首选之味

甘和淡是同一种味道。

甘和淡是同一种味道。吃甘淡的东西可以健脾。根据中医五行理论，甘入脾，这说明甘味是补脾胃的主味。《黄帝内经·素问·刺法论》中提到："欲令脾实，气无滞饱，无久坐，食无太酸，无食一切生物，宜甘宜淡。"这句话充分说明甘淡可以补脾阴。

（4）辛味、辣味：辛偏中性，辣偏热性

辛是偏中性的，可以辛凉也可以辛温；辣就偏热性了。

辛是偏中性的，可以辛凉也可以辛温；辣就偏热性了。

曾经有位日本患者来就诊，他是日本一所病院的副院长（日本有两种医院，一种叫病院，一种叫医院，规模不一样。医院，规模小，相当于私人诊所。病院，规模大，相当于我国的医院）。他每隔两三个月飞一次北京，来我这儿扎针、吃药，治痛风。

当时，我的一个学生很不理解："为什么一个日本的西医医院副院长，要跑到中国来治痛风？"其实这一点儿也不奇怪，因为我也会找西医看病。不管是中医还是西医，都以治好病为原则，只不过是方法不同罢了。中医和西医并不像我

们想象的那样水火不容，相互对立，其实双方之间有很多相互借鉴的地方。

医生都是要通人情的，不管西医也好，中医也好，都得了解人，知道人情的多变性、复杂性。通人情的医生，知道做医生的奥妙和艰辛。

实际上，中医和西医就像艺术家和科学家一样，可以在很高层次——形而上的层次上交流，大家都可以成为很好的朋友。

在日本，最近一百多年来出现了很多中医，他们把中医叫作汉方医学。这些医生都是先学完西医，然后又学的中医。因此，他们现在写的论著，既有对现代科学的认识，又有对中医的理解。我妈妈的老师——马先生对"西学中"的那些日本人的论著非常推崇。我们家有很多这些日本人写的中医书，其中有个人叫矢数道明，他的医学论著特别适合那些有科学头脑，又想学中医的人读。

当时那位来找我的日本大夫，痛风特别严重，血尿酸特别高。但是经过我一段时间的治疗之后，他已经基本恢复了健康。而且，他的痛风发作频率（次数）、疼痛的程度在不断降低。他夫人还发现他一个最大的变化——口味变了。

这位患者之前吃辣吃得很凶（日本人一般不吃辣，但这个人很喜欢吃辣的东西，因为他阴寒内盛。他吃辣的东西，是他本能的反应——自救。就像我爸体内阴寒，就特别爱吃韭菜花，一到秋天就买了韭菜捣烂了，撒点儿胡椒面儿吃，我隔着老远闻，都觉得辣），但现在随着他血尿酸的下降，一口辣的也吃不下了，因为他的口味儿变了。

医生都是要通人情的，不管西医也好，中医也好，都得了解人，知道人情的变化性、复杂性。

19

用前面说到的和来解释就是，他原来的身体里有很多阴寒的东西，需要搭配又辛又辣的气才能调和。但现在体内阴寒的东西被消除了，就不再需要那些辛辣之气了，所以口味就改变了。

由这个例子，我们回想一下自己生活中是不是对某种东西有特别的偏嗜？如果是，那你就想想"我为什么需要这个东西"，如果发现自己的身体存在某些问题，就想办法把你的身体调到"和"的状态，口味自然就会发生变化。

（5）咸味、鲜味：同一种味道

咸和鲜是一种味道。鲜到底是一种啥味儿？臭鱼、烂虾的味道就是鲜味儿，味精里有的东西就是从这里面提取出来的。什么是臭？臭到极处就是香。

咸、鲜是入心的。俗话说，"十个厨子九个咸，还有一个忘撒盐"。因为咸的东西可以补心气、通心神。如果没有咸味儿入口，那些苦力劳动者可能整个人都是瘫软的，没有心气了，也就没有办法干活儿了。

原来的身体里有很多阴寒的东西，需要搭配又辛又辣的气才能调和。

回想一下自己生活中是不是对某种东西有特别的偏嗜？如果是，那你就想想"我为什么需要这个东西"，如果发现自己的身体存在某些问题，就想办法把你的身体调到"和"的状态，口味自然就会发生变化。

咸、鲜是入心的。俗话说，"十个厨子九个咸，还有一个忘撒盐"。因为咸的东西可以补心气、通心神。

4.中医的饮食观和西医一样吗

（1）在医学这个领域，没人发现终极真理

　　中医的饮食观和西医有什么区别呢？区别太大了。有的人反中医有个观点："为什么要有中医？难道还有中国数学、中国物理、中国天文吗？"

　　其实也有，只不过逐渐被西方人取代了。

　　一些人认为自己发现的是终极真理："既然我是终极真理，你就没有存在的必要。"可恰恰在医学这个领域，没人发现终极真理，大家都是"摸象的瞎子"。有的人摸到屁股了，有的人摸到腿了，然后摸到屁股的人就说："你发现的不是真理，我摸的屁股才是象。"

　　这就是这类人犯错误的地方——喜欢以用片面的观点代表终极真理而自居。

　　真正的中医，其实是独立于西方医学体系外的一门认识真理的学问，其发现的真理更加精细，更加入微，所以我觉得中西医不应该互相反对，应该互相参考学习。

在医学这个领域，没人发现终极真理，大家都是"摸象的瞎子"。

（2）中医"以人为本"，西医"以食物为本"

中国饮食食疗（或者叫中医营养学）和西方营养学最大的区别是：我们是以人为本，西方营养学是以食物为本。所以他们说营养，就是分析食物的成分，而不管谁吃。但同样的东西，猪吃和人吃是不一样的，这和食物本身的营养是没有关系的。

我们中医营养学是以人为本，这个"人"甚至可以具体到不同时刻、不同心态、不同情绪下的人。也就是说，同样是你，但你在不同时间、不同心情下，用不同方法吃进去的食物，最后所产生的影响都是不一样的。

什么叫以人为本？举个简单的例子，你在北京迷路了，问一老大爷："大爷，去天安门怎么走？"老大爷有两种回答方法，一种是"你往东北方向走"，这叫以地球为本。还有一种回答是"你往左走"，这是以问路者为本——以人为本。哪种回答更容易帮人找到地方，不言而喻，当然是第二种。

要知道，对于一个迷路的，连东、南、西、北都分不清的人来说，你跟他说往东北走，是没有用的。

如果有人到你住的小区找你，你告诉他："我在1栋，就是你一进门，左手边儿的那栋楼。"远比你告诉他"我在北栋"要好得多。这就叫以人为本。

所以说，中医营养学讲的以人为本，是严格基于人的基础上来讲营养学。这样是不是说，基于具体人的中医营养学就不能普适大众了呢？不是！

中国饮食食疗（或者叫中医营养学）和西方营养学最大的区别是：我们是以人为本，西方营养学是以食物为本。

我们中医营养学是以人为本，这个"人"甚至可以具体到不同时刻、不同心态、不同情绪下的人。

中医营养学讲的以人为本，是严格基于人的基础上来讲营养学。

（3）人越活越粗鄙的后果是什么

现代科学是如何研究疾病的？它是制造一些机器，通过这些机器来看清楚血液的流动、循环。它们像镜子，可以反映出所有的药物进入身体里面的反应。

中医的经验是基于"真人（不是一般的人，是能感受到天地、气血变化的人）"亲身尝试得出来的结论。而中医营养学也是基于真人本身对所有食材或药物做了人体试验之后，总结出来的。我们首先会看那些药物可能对自身产生什么样的影响，然后在实践中不断地总结、摸索，最终得出一种相对固定的经验。这就是中医营养学的方法理论。

中医营养学把极其复杂多变的问题简单化了。举个例子，人类的肉眼本身是不能分辨光线的，但是通过三棱镜照射后产生七色光，就变得一目了然了。三棱镜就相当于"真人"，不管吃进去的是什么，经过人体的中和反应，产生的一系列变化都会反映出来。然后我们把这些变化上升到抽象高度，并进行总结，就形成了中医营养学。

这些变化包括寒热温凉，这是最简单的阴阳变化，升降浮沉。有些东西吃了往上走，有些往下窜，这些反应都是人体的感和觉。还有最重要的是归经——靶器官，是一种最精妙的感觉器官。

现在，我们越活越粗鄙，越活越浅薄，所以这种感和觉也越来越差了。但是我们并没有感觉，食物进入我们身体之后产生的寒热温凉、升降浮沉、归经等反应我们也似乎感受不到。

为什么说中国的文明都是早熟的文明？因为在上古时

> 中医营养学是基于真人本身对所有食材或药物做了人体试验之后，总结出来的。

代，人都很天真，而现在的人越来越不天真，所以最后人们变得对这些生命的真相几乎无法理解。

我有个病人，生病时候，吃电磁炉做出来的饭会上火，但吃煤气做出来的饭就不会上火。为什么会这样？

这是因为病人在生病的时候，是非常敏感的。为什么古中医的食疗学里面，对用火、用水都非常讲究？因为有感觉。而我们现在的很多人，都没感觉。

（4）葱辣鼻子蒜辣心，芥末辣得鬼抽筋
　　　　——归经

中医认为，人体有十二正经，还有奇经八脉，吃进去东西后都是先归正经，触动后天之气，一般来讲很难触动元气（元气如果那么容易被触动，人也就快完了）。

那么，辛辣的东西食用后是怎么归经的呢？

老百姓讲"葱辣鼻子蒜辣心，芥末辣得鬼抽筋"，中医认为葱入肺，而且通督脉。所以我们抢救病人时，如果四逆汤都不管用，那就用通脉四逆汤，加上葱白（适合面赤者）。中医为什么说蒜入心？从物理感觉上它是吃到胃里了，但是它作用的部位是心。比如中医治疗早期心脏病（中医叫胸痹）用栝楼薤白白酒汤，薤白就是小蒜或者叫野蒜，其能通阳散结，行气止痛。可见，蒜是一种温通心神的食物。

当我们感觉正常时，吃它会觉得辣心，但如果我们的心有寒凉的感觉呢？那么，吃完蒜之后我们会吐出那种咸

为什么说中国的文明都是早熟的文明？因为在上古时代，人都天真，而现在的人越来越不天真，所以最后人们变得对这些生命的真相几乎无法理解。

中医认为，人体有十二正经，还有奇经八脉，吃进去东西后都是先归正经，触动后天之气，一般来讲很难触动元气。

中医为什么说蒜入心？从物理感觉上它是吃到胃里了，但是它作用的部位是心。

的、凉的痰，然后就会觉得通体畅通，就会觉得：哟，世界挺好的嘛，天是蓝的，鸟儿在唱。我们之前感觉不到，就是因为"痰迷心窍"了。

有人问："腊八蒜也入心吗？"当然，腊八蒜也入心，只不过刺激作用没那么大，适合普通人吃，所以老百姓喜欢吃腊八蒜，这其实起到了对心脏的保健作用。

据考证，前面说到栝楼薤白白酒汤里面的白酒，既不是我们现在的白酒，也不是黄酒，而是苦酒，也就是醋。

焦树德先生是位中医大家，他在论述栝楼薤白白酒汤的时候说："关于白酒是有争议的，有医家用黄酒的，也有用醋的。但是我临床发现，用醋的效果最好。"

芥末入哪儿？入肝和心包经，这二者都是厥阴经。因为芥末入肝，肝开窍于目，所以吃芥末会辣得眼泪出来。至于辣得"鬼抽筋"的"筋"，中医分析包括两个意思：一个是指我们的肌腱，二是指神经。如果一个人已经开始震颤，哆嗦了，你还给他吃芥末吗？肯定不能，那是火上浇油。

（5）味道是人的主观感觉

请大家记住：当你对某种味道有感觉的时候，说明你的身体在变化。比如当你恶心、想吐的时候，你觉得刚拖完地的那些水迹都有腥味儿，其实它原来就有腥味儿，但你为什么现在才闻到呢？因为你的身体发生了变化。我个人认为，味道是人的主观感觉。因此，重视个人，以人为本，是中医营养学最宝贵的地方。

栝楼薤白白酒汤里面的白酒，既不是我们现在的白酒，也不是黄酒，而是苦酒，也就是醋。

芥末入哪儿？入肝和心包经，这二者都是厥阴经。因为芥末入肝，肝开窍于目，所以吃芥末会辣得眼泪出来。

重视个人，以人为本，是中医营养学最宝贵的地方。

5.中医营养学的讲究

(1) 每个人都可以根据自己的身体特点进行最好的保养

对于中医初学者来讲，当学完脏象以后，就能觉察到自己的脏象是处于生理阶段，还是病理阶段，就可以先通过饮食来调养身体。这是以人为本的中医营养学的第一个特点。

中医营养学是以真人为蓝本，再推广到普通人的，可以精确对应到每个人。既具有普适性，又具有个体差异性。

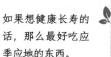

中医营养学是以真人为蓝本，再推广到普通人的，可以精确对应到每个人。既具有普适性，又具有个体差异性。

(2) 最好吃应季应地的食物

中医营养学是以天、地、人为参照体系的。

什么是天？就是我们吃的、喝的这些食物要讲究出产的时间、食用的时间和食用的量，这叫食饮有节。我们吃东西一定要顺应天时，也就是说要应季。如果想健康长寿的话，那么最好吃应季应地的东西。

如果想健康长寿的话，那么最好吃应季应地的东西。

以前我们物质生活水平不高的时候，吃的那些东西反而是很健康的。因为当时我们没有条件去吃不健康的东西，也没有反季节的东西，都是到了什么季节就吃什么。

如果再讲究一点儿，就要随着二十四节气的变化去饮食。

自然界里，每个植物都有它的"信"，就是什么时候什么花开，什么时候什么"秀"，什么时候什么"实"，什么时候什么落，这叫华、秀、实、落。比如说到了一定的时节石榴花就开了，或者是杨梅、樱桃、桑葚、西瓜……熟了。

饮食应季的目的在于：第一（也是最基本的），要充饥；第二，要解馋；第三，要过瘾（过瘾其实就是调神、通神）。所以《黄帝内经·素问·四气调神大论》里面提倡，只要我们的饮食、思想、行为跟着春生、夏长、秋收、冬藏的起伏规律去走、去共振，我们就能活得好好的。

（3）吃什么不重要，什么时候饥了、饿了、馋了很重要

中医营养学以人为本的宗旨还体现在什么方面呢？吃什么不重要，是不是饥了，是不是饿了，是不是馋了，这几点很重要。这些都是中医营养学以人为本的具体体现。

就像在"吃不吃早餐"这个问题上，有不少人会举出各种科学的论据来证明吃早餐的重要性，但是，他们没有一个站出来问你"你早晨起来饥不饥""你早晨起来饿不饿"，这与"强暴"人的胃有什么区别呢？

如果再讲究一点儿，就要随着二十四节气的变化去饮食。

饮食应季的目的在于：第一（也是最基本的），要充饥；第二，要解馋；第三，要过瘾（过瘾其实就是调神、通神）。

吃什么不重要，是不是饥了，是不是饿了，是不是馋了，这几点很重要。这些都是中医营养学以人为本的具体体现。

"以人为本"是王道，你"想怎么着就怎么着"，那是霸道。

（4）顺时而食，人就活得不累

中医营养学认为，在饮食上，我们起码要应四季，应该跟着四季的变化走。

春天要多吃嫩芽儿、绿叶的菜，少吃肉，因为在《黄帝内经·素问·四气调神大论》里说，春天应"生而勿杀，予而勿夺，赏而勿罚，此春气之应，养生之道也"。"逆之则伤肝"——违反它，人体生发的阳气就会被压制。

什么叫春生？春天是生发的季节，应该多吃嫩芽绿叶，鼓励生发之气，少吃肉，少吃酸。我们立春那天吃的春饼里，主要的食材是豆芽、绿叶菜，这就是顺应了时节。这都是针对健康的人而言的，可以鼓励他们的生发之气。

在过去，说极端一些，过年、过节是那些吃不饱、穿不暖的穷人唯一可以吃饱、吃好的时候。所以中国的节日大多沿袭着浓厚的吃不饱、穿不暖的生活习俗，节日期间的饮食，基本都是黏腻、肥厚、难消化的。时过境迁，在现在这个时代，我们可就不能再那么吃了。

农历八月十五——中秋节的月饼，高糖、高油，我们现在吃了之后会感觉顶在胃里，很难受。但如果是在以前，人们吃不到油，吃不到糖，吃不到白面，他们吃起来就会感觉很香。

春天是生发的季节，应该多吃嫩芽绿叶，鼓励生发之气，少吃肉，少吃酸。

中国的节日大多沿袭着浓厚的吃不饱、穿不暖的生活习俗。

继承传统的目的是，让我们活得更好一点儿，不是说为了继承而继承，而是应该取其精华、去其糟粕。

夏天太热，人体容易出汗，流失盐分，所以夏季的饮食要注意补充盐分，口味要偏咸一点儿。还有，夏天我们可以适当补充一些血肉有情之品，这主要是因为夏天人的胃肠容易寒，所以一定要吃温性的食物，同时还切忌吃大量冰镇的东西。因为夏天人体所有的热气全在体表，不是吗？夏天我们摸摸自个儿的肚子，常常是凉凉的。

到了身体容易燥的秋天，果实成熟了，我们就要吃点儿梨、苹果这些水果，也可以喝点儿果汁，这样可以滋阴、润燥。

很多人在春天喜欢喝果汁，其实春天是没有应季的水果的，有也是带着邪气的。

冬天我们吃什么呢？秋天吃果，冬天吃实——看松鼠吃什么我们就吃什么。而且冬天我们要吃一些须根的东西，比如土豆、红薯、萝卜等。其实，从秋天开始我们就应该晒点儿干菜，比如过去人们常吃的葫芦干儿、豆角丝儿、茄子干儿、蘑菇干儿……到了冬天用来炖肉，特别香。这样的食物和我们现在所吃的反季节食物，是有本质上的区别的。

为什么冬天要吃这些东西？因为冬天是闭藏的。如果冬天吃绿叶菜，就会给身体一个错误的信号——春天来了。然后我们的身体就会提前发生一些相应的反应，但事实上还是风刀霜剑的严寒，这样我们身体里的神就会很痛苦："到底该听谁的？"神一痛苦，人就开始痛苦，身体也就会出现各种状况。

夏天太热，人体容易出汗，流失盐分，所以夏季的饮食要注意补充盐分，口味要偏咸一点儿。

冬天我们要吃一些须根的东西，比如土豆、红薯、萝卜等。

按照季节的规律去
饮食，包含了一个
很深刻的道理——
顺时而食，我们吃
的不仅是物质，还
有能量，那种生、
长、收、藏的能量
和气息。

　　其实，按照季节的规律去饮食，包含了一个很深刻的道理——顺时而食。我们吃的不仅是物质，还有能量，那种生、长、收、藏的能量和气息。

　　比如当我们吃一些根茎的植物，或者是须根的植物，我们的气是往下沉潜的；而如果我们吃一些发芽的，或者是一些开花的植物，我们的气就会往上浮。

　　最关键的是这样饮食能够实现调神，能够跟天地的节奏实现同步、共振，这样的话我们就不会活得很累。

第二章
为什么要"应地而食"
——一方水土养一方人

　　饮食的最终目的是"求和",让身心达到一种和的状态。如果水土不服,身体就容易出偏。就好像一个人走钢丝绳,走不好他就容易往下掉……

1.吃的最终目的是"求和"

（1）要吃就吃常食——本地方圆百里出产的食物

前面讲到了我们的饮食应该遵循的一个原则是应季而食，另外，《黄帝内经·素问·异法方宜论》里谈到，饮食还要讲究应地而食。

所谓应地而食，就是"一方水土养一方人"。也就是说，每个地域的人都有其不同的生理和心理需求特点，你在某地生活，就得适应当地的环境。

怎么适应？就是吃本地方圆百里出产的东西，这才是我们的"常食"。当然偶尔尝尝鲜、偷个腥也可以，但如果老是不以当地出产的食物为自己的主食、常食的话，你的身体就容易出偏。

饮食的最终目的是"求和"，让身心达到一种和的状态。如果水土不服，身体就容易出偏。就好像一个人走钢丝绳，走不好他就容易往下掉，因此，走钢丝绳的人需要时刻调整。

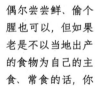

所谓应地而食，就是"一方水土养一方人"。

偶尔尝尝鲜、偷个腥也可以，但如果老是不以当地出产的食物为自己的主食、常食的话，你的身体就容易出偏。

（2）水土不服怎么办

所谓水土不服，就是人到了外地，吃了外地的东西，然后就会身体不舒服，严重的还会上吐下泻。

那怎么预防水土不服呢？去外地之后，在我们吃当地所有的东西之前，第一件事儿就是先要喝当地的水（也别喝矿泉水，除非你一直喝矿泉水），把水煮开了，泡一杯当地产的茶。这叫先"上堂问礼，入乡随俗"，也叫先试试那儿的水土，这样的话可以避免因水土不服而闹病。

如果你已经出现了水土不服的情况怎么处理？一是要少吃东西，另外要赶紧调整自己的消和化的功能。

一般来讲，北方人到南方最容易出现水土不服的情况，为什么？这主要是因为南方的湿气比较大，而北方比较燥。

现代人的水土不服是：不去外地，吃遍驻京办。今天陕西大厦，明天河南大厦，吃得很爽。如果身体健康，吃完会不舒服；如果身体不健康，吃完就没反应，于是再接着吃，不知不觉中，病根便被埋下了。

（3）人，越吃新奇特的东西越耗元气

常食是什么？一个人出生在哪儿，或者久居在哪儿，就吃哪儿的日常饮食。吃常食对人体能量的消耗是最少的。

人，越吃新奇特的东西，元气消耗越大；而越吃常食，身体会惯性运作，消耗就越小。

所谓水土不服，就是人到了外地，吃了外地的东西，然后就会身体不舒服，严重的还会上吐下泻。

如果出现了水土不服的情况怎么处理？

为什么北方人到南方最容易出现水土不服的情况？

吃常食对人体能量的消耗是最少的。

不吃常食，就像总不回家，在外面找情人一样，最后把自己消耗死。因此，要吃家常饭、吃常食，跟老婆在一起，俗话说，"丑妻近地家中宝"。

一般来说，方圆百里的植物会养育出适合在此地生存的动物。比如我们在北京，因为北京是个内陆城市，我们就要尽量少吃海鲜，要吃天上飞的、地下跑的，就是吃鱼也要尽量吃淡水鱼。

为什么？海有一个自然的平衡系统，生活在海边儿的人，吹海风，闻海味儿，人自然就会想吃那些海产品。而我们内陆的人，由于没有那样的消化环境，吃那些深海海鲜，闻不到那个味儿（没有那个消化的环境），身体就容易出问题。

再比如说你是北方人，你到了西藏，吃麦子（面粉）就不得劲儿，你必须吃当地出产的青稞（青稞是禾本科大麦属）、吃糌粑、吃酥油，你才觉得身体有力量。如果到了西藏，你还吃白米饭，然后不吃当地的食物，你的身体很快就会出现不适。这就是我们常说的入乡随俗。

在我的老家山西（属高原地区，境内大部分地区海拔在1500米以上，比北京要高1000多米，所以它那儿的饮食习惯就和北京完全不一样），吃的主食热量就偏高。小米、北方的粘糕、莜面（莜面是我吃过的食物中热量最高的）热量都较高。我老家有句话叫"三十里莜面，四十里糕"，意思就是吃完莜面可以走三十里路，吃完糕可以走四十里路。糕的特点是什么？吃到胃里特别不好消化，因为它是种软食，就像我们吃的糯米糕。

（左侧旁注）

不吃常食，就像总不回家，在外面找情人一样，最后把自己消耗死。因此，要吃家常饭、吃常食，跟老婆在一起，俗话说，"丑妻近地家中宝"。

我们内陆的人，由于没有那样的消化环境，吃那些深海海鲜，闻不到那个味儿（没有那个消化的环境），身体就容易出问题。

我老家有句话叫"三十里莜面，四十里糕"，意思就是吃完莜面可以走三十里路，吃完糕可以走四十里路。

我父亲是河南人，他到山西之后，我姥姥她们就蒸了糕来招待他（这是当地待客最好的饭，因为黄黏米的产量低，莜麦产量更低），因为之前他没有见过这个糕，也吃不习惯，感觉糕在他嘴里越嚼越多，而且还咽不下去。总之，他看上去是极其痛苦地在吃。老家人说，外地人吃糕有个特点——越嚼越多。（吃糕不像吃米饭，纤维含量高；或者吃面条，嚼嚼就碎了，容易咽下去；糕是越嚼越筋道。）可当地人不是这样，他们吃了糕之后会很高兴（黍子是入心的）。

在老家，如果有人过生日，中午家里就会蒸糕，意思是越来越高，年年高。这其实也暗含一种医学道理——黍子是入心的，能让你的心气儿也逐渐变高。

我有一次到了陕西，当地朋友请我吃稷面。稷子比黍子颗粒小，黏度不如黍子，但甜度更高，另外，稷子更抗旱。如果在播种时不下雨（农民就是靠天吃饭，下雨了才能播种），其他作物就会错过农时，但是稷子不一样，之后只要再下点儿雨，撒上种子，就能长。而且它的生长期特别短，四五个月就有收成，所以当地人把稷子当成救命的东西（稷为百谷之长，古代帝王奉稷为谷神）。"江山社稷"这个词就充分说明了稷的重要性。

遗憾的是，我问当地的老乡，他们告诉我，现在很多当地人已经不吃稷面了，只是把它当成一个新鲜、奇怪的玩意儿来招待客人。

归根到底，如果想身心健康的话，我们一定要想一想，在我们生活的这个地方，究竟吃什么比较合适？

在老家，如果有人过生日，中午家里就会蒸糕，意思是越来越高，年年高。这其实也暗含一种医学道理——黍子是入心的，能让你的心气儿也逐渐变高。

35

（4）所有上瘾的东西都通神：
北京人有啥"穷讲究"

不少北京人有个特点——"穷讲究"。以前可能祖辈上做过官，或者是有点儿文化，但是后来落魄了，家道中落了，但是讲究的习惯却保留了下来。

穷讲究表现在哪儿呢？善于利用下脚料、边角废料做出好吃的东西来。所以北京的特色小吃都是炒肝儿、灌肠儿、卤煮、豆汁儿……

现在灌肠儿灌的真是肠吗？有一丁点儿肉吗？没有，全是淀粉。以前的灌肠儿都是被削成那种带棱、带角、厚薄不均的片儿，用油一炸，薄的地方脆，厚的地方酥，特别好吃。

他们怀念吃海参、燕窝的那些日子，但是又没有能力再去吃那些东西了。于是就按那些东西的味道做出了一些平民化的食物，这就成为北京饮食的一个特点。

在喝的方面，北京人爱喝什么？豆汁儿。说到豆汁儿就必须要说一下麻豆腐。我们都吃过绿豆粉条、小细粉条，把绿豆里面的淀粉提出去做成粉条，剩下的那些稠糊凝滞的粉浆就做成了麻豆腐。麻豆腐还是寒的，怎么办？用羊油加一个红辣椒一炒，寒热一平衡，很好吃。而最后剩下的较稀的汁儿，经过发酵，就变成豆汁儿了。味道奇难闻，喝起来口感也不怎么样，但是喝完了就上瘾。所有上瘾的东西都通神。因此，北京有句话叫"豆汁儿腿子"，就是说一个人刚才还好好地走路，突然闻到豆汁儿的味儿，腿就不由自主地往那儿走去了（不受意识控制，靠神的控制）。

> "穷讲究"表现在哪儿呢？善于利用下脚料，边角废料做出好吃的东西来。

> 所有上瘾的东西都通神。

尽管豆汁儿发酵过了，但喝的时候还得用点儿焦苦的东西——焦圈儿来平衡一下，口感也会更好。总之，关键是让你觉得吃得舒服。

如果吃了很多营养很丰富的东西，但吃完之后浑身难受，就不如不吃。

> 饮食的关键是让你觉得吃得舒服。

（5）同一种食物，出产季节不一样，对人的作用也不同

我们常常以食物出产的季节来判断它们的属性。比如笋，从科学的角度来讲，笋就是笋，但从中医学的角度来看，冬笋和春笋是不一样的。

冬笋、春笋都是笋，有什么不一样？

一个还在地下埋着，一个已经冒出来了，所以要想滋肾阴，冬笋烧猪肉是最佳的选择。苏东坡说："宁可食无肉，不可居无竹。"做一顿笋烧肉，就可以既有竹，又有肉。

冬笋特别肥厚，味道偏苦，入肾，类似于生地一样会滋补肾阴。

> 从科学的角度来讲，笋就是笋，但从中医学的角度来看，冬笋和春笋是不一样的。

春笋是开始冒尖的那种，是入肝的，而且很多人吃了会过敏。为什么过敏？其实它是把人体内在的很多阴寒、湿浊之气透出来了。

有人吃三七粉过敏，说："我感觉我所有的黏膜都在发痒。"我说："你这定位很准。"三七入心和小肠，小肠是泌别清浊的。三七粉会慢慢把小肠里的那些污浊、阴寒的东西透

> 春笋是开始冒尖的那种，是入肝的，而且很多人吃了会过敏。为什么过敏？其实它是把人体内在的很多阴寒、湿浊之气透出来了。

出来，因此，人服用三七粉之后就会感觉痒，但透完之后，整个人就会感到很舒服。

（6）任何食物都有营养，但不是任何食物都适合每个人吃

中医是根据植物或动物生长的环境来判断它的属性——阴、阳、寒、热。具体怎么判断呢？

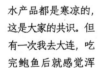

有的东西在某些地方能生长，而有的东西在同样的地方却不能生长。比如，蘑菇、苔藓，它们长在什么地方？阳光下吗？树荫下吗？再比如很多人爱吃的地皮菜、张家口的口蘑，还有山西五台山出产的一种特殊的蘑菇（台蘑，味道特别香），根据这些蘑菇生长的地域环境，我们可以判断它们的属性应该是阴寒的，而且是带有湿气的。

这是一种普遍规律，但是，普遍规律之中也有例外。举个例子，水产品都是寒凉的，这是大家的共识。但有一次我去大连，吃完鲍鱼后就感觉浑身燥热。为什么？

水产品自身带的能量或者西医讲的营养物质含量很高，如果我们吃的量少，身体阳气又足，脾胃就能够化掉它，它的能量就会被释放出来，进而产生热。

就像"深水炸弹"，爆炸之前它绝对是"阴寒的"，但到了水域中的一定深度，达到爆炸极限后就会爆炸，产生热量。

上面那个例子所说的水的深度相当于人体化的能力，因

有的东西在某些地方能生长，而有的东西在同样的地方却不能生长。

水产品都是寒凉的，这是大家的共识。但有一次我去大连，吃完鲍鱼后就感觉浑身燥热。为什么？

此，人体化的能力不够强的时候，是无法令水产品释放出能量的。

再说回蘑菇，它的属性是阴寒的，那它适合什么人吃呢？如果有人阴血不足，经常出现虚火、燥热、五心烦热、眼干、口干、鼻子干、阴道干涩等症状，我建议他们食用蘑菇。

另外，当我们吃一些热性食材的时候，比如鸡肉（我们都知道鸡是睡得早起得也早的动物，阳性特别足），如果担心热性过大，就用蘑菇来炖鸡，这样就可以平衡鸡肉的热性了。

曾经，有人认为蘑菇中含有诸多营养物质，鼓励大家吃蘑菇，但我个人认为不应该如此绝对地评判食物。

其实，如果从科学的角度看，任何食物都有营养，但却不是任何食物都适合每个人吃。了解了中医哲学之后，你就可以从食物是否对自身有利的角度，做出正确的判断。一个阴寒内盛、体形较胖、阳气本身就不足的人，你还能让他多吃蘑菇吗？

事实上，一个人如果有觉的话，面对某些食物，他的身体就会本能地做出"我不能吃这个东西"的反应，他吃之前就会觉得那个东西不好吃，吃进去之后他就会吐，这就叫有觉。

但是现在很多人是意识压制本能，一说某种东西营养价值高，就拼命地吃，但吃的结果是什么？吃得一脸乌青、一脸黑斑。

当我们吃一些热性食材的时候，比如鸡肉，如果担心热性过大，就用蘑菇来炖鸡，这样就可以平衡鸡肉的热性了。

任何食物都有营养，但却不是任何食物都适合每个人吃。

（7）风土人情不同，所带来的影响也就有天壤之别

我们吃东西不仅要看它生长在哪儿，而且还要看它喜欢什么。

我们吃东西不仅要看它生长在哪儿，而且还要看它喜欢什么。比如我们到四川采药，同一个地方，生长着两种药。上面是高大的厚朴树，厚朴的叶子宽大，喜欢阳光，努力地往上长。而厚朴树下面种的是黄连（四川的天气，尤其在四川的山上，基本上出太阳的时候都是"蜀犬吠日"），在四川的那种天气下，还在黄连上面拉一层黑网罩着，不让它见阳光。由此可见，黄连是喜阴的，见了阳光它就长不好。

试想一下，同样生长在一个地方，一个长着宽大的叶子去迎接阳光，另一个却躲在阳光下面。由此我们就可以知道，这两种药材哪个属阴，哪个属阳了。

因此，厚朴的树皮是性温，泻肺的，人中了寒毒之后，可用厚朴树皮入药；反之，如果人中了热毒，就要用黄连，而且种完黄连的地方，好几年都不能再种别的东西，因为黄连太阴了。

风土人情不同，所带来的影响也就有天壤之别。

这就是风土人情不同，所带来的影响也就有天壤之别。

2.谁吃，什么时候吃，在什么心情下吃

（1）饮食要讲究道、理、法、术、器

饮食最终还是要落实到人，要做到以人为本，就要回归到——谁吃，什么时候吃，在什么心情下吃的层面上。这就涉及饮食的道、理、法、术、器。

器：吃什么

饮食最低的境界是吃什么，即食材，"形而下者谓之器"。不过现在的食材也变得很重要了，因为会涉及一些化肥、农药的问题。

术：吃什么不重要，重要的是怎么做

其实，吃什么不重要，重要的是怎么做，也就是术。烹调的技术很重要，你得把它做熟了！人类比动物进步发达的原因就是我们会使用火，火的使用让我们省下了很多身体的元气，然后用节省下来的元气去养神，以此发展出后天的各种文明。

所有饮食里面的做法，都是善于利用它原来的本性，尽

饮食最低的境界是吃什么，即食材，"形而下者谓之器"。

其实，吃什么不重要，重要的是怎么做，也就是术。

量消解它对人体的负面影响。因此，饮食烹调的技术很重要，这就涉及我们如何用火、用水。

法：吃的方法

什么叫法呢？《黄帝内经·素问·上古天真论》里讲"法于阴阳"，就是说我们要按照自然界的变化规律来饮食起居。比如，您平常饮食是怎么个吃法？是狼吞虎咽？还是细嚼慢咽？是先上汤？还是先上甜点？如果吃饭前先吃块儿糖，会是什么感觉？是不是立刻感觉那顿饭没什么可吃的了？这些都是在说吃的方法。

理：吃哪儿出产的东西很重要

什么叫理呢？就是地理，吃哪儿出产的东西很重要。这部分我们在前面已经说过了，这里就不赘述了。

道：吃饭的心情最重要

什么叫道呢？就是天道、天时，涉及通神。吃饭的心情最重要。

我发现，很多女性心情不好的时候，要么就疯狂地吃，要么就疯狂地购物。其实，只要揉揉心包经上的膻中穴，就可以使心情得到舒缓了。

为什么会出现这样的情况？因为我们现在的教育是以谋生为主的教育，它教我们掌握一门技术，然后给别人当个"才"。

在这样的教育之后，当我们工作也有了，钱也有了，但往往却不会生活了。于是只好去挥霍时间、挥霍生命——瞎造，造的结果必然是人财两空。所以有些人自杀，就是因为他们虽然变成了有用之才，但是却失去了自己的本性。

中国古代的教育是贵族教育，是教我们怎么生活的。我们学《饮食滋味》的目的是什么？就是最终要达到怡口通心、怡口通神的效果。饮食的最高境界就是怡，吃东西吃好了就叫怡。所以曹操说："养怡之福，可得永年"。

（2）饥的时候要吃饱，饿的时候要吃好

所谓吃好，有固定标准吗？没有，因人、因地、因时制宜。所以我们要想做美食家，有个很简单的方法就是，跟着自己的觉和感去走，觉就是饥不饥，感就是饿不饿。

饥的时候要吃饱，不管什么东西都要吃进去，但是吃到百分之七十，就要停了；饿的时候一定要吃好，但是在饿的时候一定要少吃，也不能不吃。所以我的观点是：宁饥不饿。

饿的时候就会伤心，那么饿了要吃什么呢？点心，咸的点心。很多人分不清自己到底是饥还是饿，分不清自己到底是生理需要还是心理需要。《杜拉拉升职记》里的杜拉拉，在伤心之后那么吃，是把饿当成饥了，她真正需要的是心理上的满足。

其实，有比巧克力更好地缓解人们饿的食材，比如百合。《伤寒杂病论》里面的"百合狐惑阴阳毒病证治"中提到的百合病，疑似我们现在的精神病。患者坐卧不安，坐一会儿想起来，起来一会儿想躺下，躺下又起来，就好像失了神似的。"百脉一宗，悉致其病也"，这种病主要用的药就是百合。

百合是入心的，补心气的。现在很多中医说百合是治肺病的。因为他们只知道有个成药叫百合固金汤，所以就把百合当成入肺的。其实，百合和合欢都是入心的，都是治分离带来的痛苦——悲欢离合的（悲就是离，离就是悲，合就是欢）。

百合和合欢都是入心的，都是治分离带来的痛苦——悲欢离合的。

（3）何时达到人生的美妙至境
——自觉、自感、自悟

我希望大家能够恢复自觉、恢复自感，最终达到恢复自悟的境界。

如何才能判断自己是否恢复了自觉呢？甭跟着饭点儿吃饭，而是凭着自己的感觉去判断是否到了饭点儿。

如何才能判断自己是否恢复了自觉呢？甭跟着饭点儿吃饭，而是凭着自己的感觉去判断是否到了饭点儿。

跟着饭点儿吃饭的前提是什么？前提是您得健康，也就是您的饥饿点儿和饭点儿是同步的。早晨7～9点是胃经的工作（当令）时间——饥了；中午11～下午1点是心经的工作（当令）时间——饿了；晚上5～7点，是肾经的工作（当令）时间，这些就是饭点儿。如果您做到了同步，那么恭喜您，恢复了自觉。

跟着饭点儿吃饭的前提是什么？前提是您得健康，也就是您的饥饿点儿和饭点儿是同步的。

中医认为，健康的人是这样的——早晨5～7点先去排便，黎明即起，洒扫庭除，先排去旧，然后纳新（吐故纳新）。现在很多人都是亚健康状态，却把自己当成健康人，守着饭点儿吃饭："呦，12点了，该吃饭了。"

其实这种"该"，都是人后天的意识，而现在人很多后天的意识都是错误的,是强迫症的一种表现。强迫症的一大表现就是"该"——you should,you must。

所以,我们学《饮食滋味》的第一个目的就是要先找到自我——观察自己什么时候饥,饥了就去吃,然后再观察自己什么时候饿。

很多小孩都有异食癖,比如挖墙皮吃、抠鼻屎吃,为什么?其中很重要的一点就是因为饿。换言之,他没吃到他该吃的东西,这就需要给他去调养。

不少特别胖的人,吃的东西不少,为什么还总是觉得饿?怎么解释?意志不坚定呗!于是乎,很多打着帮大家坚定意志旗号的减肥机构就应运而生了。

但是他们却连减肥的最基本原理都不知道,只是打着科学的名义,一味地号召大家去锻炼、出汗。最后体重是减下去了,似乎是成功了,殊不知这样的减肥之法,减去的是人体最珍贵的精血。

什么是真正的减肥?真正的减肥是要减去我们身体不需要的东西,要做到这样,就需要我们先观察自己,恢复自觉——人可以无知,但不能无觉。

你现在最想吃什么就去吃。比如你现在就想吃冰激凌,那你就去吃,让你的欲望最大限度地释放出来,就像股票一样——达到最高点后就开始跌了。

所以,想吃什么,要跟着自己的神走。

> 我们学《饮食滋味》的第一个目的就是要先找到自我——观察自己什么时候饥,饥了就去吃,然后再观察自己什么时候饿。

> 什么是真正的减肥?真正的减肥是要减去我们身体不需要的东西。

> 你现在最想吃什么就去吃。

（4）找到自己身体中潜藏的邪恶欲望，消除它们

　　现在，一个最大的问题是我们吃了很多不该吃的东西。很多人心里都有"鬼"，有的人甚至跟着"鬼"走。比如水果吃多了，就会有"水果鬼"。

　　我曾经有一个病人就特别馋水果，我一摸他的肚子，里面有好多水果还没消化，就好像有一肚子的冰块儿，这已经有潜伏着的"鬼"（痰浊、瘀血）了，然后潜伏在里面的"鬼"就容易招来"外鬼"。

　　最后，当我把他肚子里面那些阴寒的痰浊、瘀血化掉之后，他说："哎，徐大夫，我现在不想吃水果了。就是放在我眼跟前儿，我也不想吃了。"

　　为什么呢？其实潜藏在他内心的是一种邪恶的东西。回归到最基本的是什么呢？看看患者内心的欲望到底是什么，先把它勾出来，然后再治。

　　我之前开玩笑地讲过，对于一个特别胖，但还特别喜欢吃肉的人，怎么治？把他头朝下吊起来，底下放盘红烧肉。他的鼻涕、眼泪、痰涎就会往外流。流完之后，他对这盘肉的欲望就没有了。他那种欲望是邪恶的欲望，我们帮他把内心邪恶的东西找到，最后才能达到平的目的。

　　以《红楼梦》中贾瑞（手淫过度，单相思王熙凤不得的一个纨绔子弟）为例，为什么他的精气越虚，对异性的那种渴望就越强？因为他已经中了邪气了。

　　道家修炼有一句话叫"精满不思淫"，就是说精气特别

足的时候，反而对男女之事好像要显得稍微寡淡一些，因为他又有了一种更高层次的快感和追求。

我现在所讲的是知，劝大家恢复觉。知是第一个层次，先要知道。第二个层次是觉到，再高层次是感到。

现在的人，很多都是营养过剩，因此有些人提倡辟谷什么的，我的建议是，不要走极端。只要你恢复了知觉，而且每次吃饭都能控制住，做到别让"最后那棵草"把自己这个"骆驼"压倒就可以了，而且这么吃会让你每天都觉得很舒服。

也许你会问，为什么有些人比较好吃？其实这是因为他们高级精神享受很少，只有通过吃来寻找快感。

道家修炼有一句话叫"精满不思淫"，就是说精气特别足的时候，反而对男女之事好像要显得稍微寡淡一些，因为他又有了一种更高层次的快感和追求。

为什么有些人比较好吃？其实这是因为他们高级精神享受很少，只有通过吃来寻找快感。

3.各种食物，自有老天给的不同能量

（1）不同食物之间，
　　并非只是营养含量不同的差别

说到营养，我认为，即便对食物本身，我们也绝不能简单地把食物划分为蛋白质、脂肪、氨基酸、矿物质等。

中医认为，食物本身在神、气方面有着本质的区别。而西方营养学认为鸡肉和猪肉，只有营养含量的差别，但就其本质而言都是肉，是没有差别的（肉类里面的蛋白质、脂肪、纤维素的含量是有区别的，但在质的方面它们没有区别，这是西方营养学的基本概念）。

那中医为什么认为食物之间是存在本质差别的呢？这是因为中医看到了超乎于物质层次之上的东西——易、初、始、素。"易"是空虚寂寥、无的阶段，揭示世界的本源；"初"是"气"产生的阶段；"始"是"形"产生的阶段；"素"是"质"产生的阶段。

为什么猪肉和鸡肉嚼起来口感不一样，这是质的不同。但是透过质的背后，我们是不是还可以发现天上飞的动物偏热；水里游的动物偏寒；陆地上跑的、吃草的、吃肉的动物，偏中性呢？我们在吃食物的同时，是不是也同时把食材

即便对食物本身，我们也绝不能简单地把食物划分为蛋白质、脂肪、氨基酸、矿物质等。

中医为什么认为食物之间是存在本质差别的呢？因为中医看到了超乎于物质层次之上的东西——易、初、始、素。

48

中带有的这种天、地、水的能量，也带到了自己的身体里呢？因此，爱吃鸡肉的人偏热好动；爱吃猪肉的人偏冷、偏静、偏沉降。

（2）让孩子少吃鸡肉

其实，在从医的过程中，我很早就注意到，现在小孩子的一些多发病症大多与喜食鸡肉有关，比如高烧、扁桃体发炎、多动症（挤眉弄眼、吐舌头、咬指甲）……而如果适当地控制一下鸡肉的摄取量，这些症状就会有很大改善。

后来我跟林大夫——一名业内的权威大夫交流，他也旗帜鲜明地反对小孩子吃鸡肉。

我认为，鸡这种动物，容易在人体内煽风动火、引发气血上行，对小儿这种纯阳之体的影响可能会特别大。

而且，我们原来吃鸡的做法是小鸡炖蘑菇，而现在吃的都是麦当劳、肯德基的炸鸡，还有辣子鸡丁、烤鸡翅、麻辣鸡翅等。但麻辣鸭还是可以理解的，因为鸭虽然是飞禽，但它是水禽，性质偏寒；但鸡是阳性的动物。

（3）成年人早醒是衰老的表现

一般来说，成年人的睡眠问题：入睡难、睡眠浅，但他们最大的痛苦是早醒，早醒是衰老的表现。

在从医的过程中，我很早就注意到，现在小孩子的一些多发病症大多与喜食鸡肉有关。

成年人的睡眠问题：入睡难、睡眠浅，但他们最大的痛苦是早醒，早醒是衰老的表现。

49

老年人都是白天打瞌睡，晚上睡不着，或者觉少，三四点就起了。现在很多中年人凌晨三四点就醒来了，醒来之后满脑子事，生物钟与鸡同步了。老年人睡不着是因为阴血不足、阳气独亢，用滋阴、回神收敛的药，他就能够沉睡。肝血足，藏魂。鸡是挑动肝血去斗、去打。现代人都是挑动自己的潜能，往外散得多，收敛少。

我有个观点，普通人想养生、补肾怎么办？最好的方法就是睡觉。光睡觉不够，你们看见过赤、橙、黄、绿、青、蓝、紫的光，有谁看见过黑光？晚上关灯后你再睁开眼看黑夜，看到的就是黑光，你受的是黑的滋补。顾城的《一代人》里有这么一句，"黑夜给了我黑色的眼睛，我却用它寻找光明"。但其实我们可以换个角度解读，黑夜给了我黑色的眼睛，我用它来享受黑暗——补肾。

睡眠不好的人首先忌吃鸡肉，用一些酸、苦的药收敛，比如桑叶。桑叶得秋天金气，桑叶收敛肝气、肝血的功能特别强。

而那些发散的药很多都是带刺的，你想把刺削掉，就得用个带钩的，比如钩藤，这样就可以把人的肝魂收回来。睡眠质量提高，魂魄得到修养以后，人第二天就会觉得很高兴。

鸡是挑动肝血去斗、去打。现代人都是挑动自己的潜能，往外散得多，收敛少。

普通人想养生、补肾怎么办？最好的方法就是睡觉。

桑叶得秋天金气，桑叶收敛肝气、肝血的功能特别强。

第三章
一生的营养之路
——"五谷、五畜、五果、五菜"

在中医饮食营养学中，有一条很重要的理念："五谷为养、五畜为益、五果为助、五菜为充"。这是中国人的饮食观。西方人的饮食观却不是这样的，西方人可能要颠倒过来，可能会是五畜为养，是不一样的。

我们可以通过观察牙齿的结构得知，咬肉的牙是犬齿、切齿；嚼谷的牙是臼齿，是用来磨的。如果你想区分食肉恐龙和食草恐龙，可以看看它们的牙齿。

1.为什么中医说五谷最养人
——"五谷为养"

（1）吃饭就是吃种子

请大家想一想，我们的牙齿为什么会长成这样，这种形状，这个比例。这和占人体消化能量百分之六七十的五谷有关，和背后的神和气是一致的，和消和化的功能是匹配的。这样吃，我们才会感到舒服，才不会闹病。

为什么中医要强调"五谷为养"？五谷者，植物之种子也；种子者，植物之精华也。

中医饮食营养学认为，植物、动物的不同部位，所含的气和神是完全不一样的。最精华的东西，都含在种子里。而且种子本身的蛋白质结构，和其他部位的蛋白质结构完全不一样。

也就是说，当你把种子里面的这些物质能量，转化成自己的精气神，所消耗的自身能量是最低的。如果你吃别的部位，还需要再去消耗自身的能量，所以吃种子是非常正确的选择。

从中医饮食营养学的意义上来说，我们所说的吃饭实际上应该是吃种子，而其他的东西只是下饭的。因此，不能把

为什么中医要强调"五谷为养"？五谷者，植物之种子也；种子者，植物之精华也。

当你把种子里面的这些物质能量，转化成自己的精气神，所消耗的自身能量是最低的。

从中医饮食营养学的意义上来说，我们所说的吃饭实际上应该是吃种子，而其他的东西只是下饭的。

主客颠倒了。

现在的人吃饭都是吃肉、吃菜，不吃或少吃主食。这样其实是不符合我们身体需求的。

因此，普通人健康的饮食结构应该是，一碗小米饭或白米饭，有块儿咸菜，就行了，再加块儿肉。如果刚好有几把青菜，这就更好了，没有也够了。

请记住，五谷必须要吃，而且还要重点吃。可能有人会觉得吃淀粉会增加体内糖的量、会发胖，于是就不吃主食。你可以告诉对方说这是不对的。因为，植物的枝叶、躯干里有淀粉，种子里也有淀粉，但它们里边所含的淀粉是不一样的。因此，我们吃的主食里的淀粉，不同于其他食物里的淀粉。

比如，红薯、土豆里所含的淀粉会使你的血糖变高，而种子里的淀粉是不会对身体造成伤害的，所以你可以放心地吃五谷。

> 红薯、土豆里所含的淀粉会使你的血糖变高，而种子里的淀粉是不会对身体造成伤害的，所以你可以放心地吃五谷。

（2）麦补肝、黍补心、粟（小米）补脾、稻补肺、菽（豆子）补肾

说了这么多，那么五谷到底是什么呢？要想详细了解五谷，我们需要先了解一下寒、热、温、凉和归经。对应我们的肝、心、脾、肺、肾，我们需要吃的种子分别是麦、黍、粟（小米）、稻、菽（豆子）。

虽然，吃五谷是没有问题的，但也不能盲目吃。因为五谷分别对人体不同的脏器有不同的补益作用。

> 对应我们的肝、心、脾、肺、肾，我们需要吃的种子分别是麦、黍、粟、稻、菽。

（3）肝气虚时，要多吃麦，尤其是莜麦

莜麦是一种对人体很有益处的谷物。莜麦跟燕麦不一样，莜麦需要满足"三熟"。

所谓三熟是指：第一，它本身是成熟了的；第二，它要经过炮制，用火炒一遍；第三，需要再把它蒸熟。所以莜面的火性、温性特别大，因此肝气虚寒的人吃点儿莜面是很好的。

> 莜面的火性、温性特别大，因此肝气虚寒的人吃点儿莜面是很好的。

我的老家大同在晋北，那儿的很多风俗习惯和内蒙古是一样的。在内蒙古和晋北，人们吃莜面、吃黄米糕，都是一种传统，能抵御当地的严寒和风寒，这也是由当地的地形、气候条件决定的。

> 在内蒙古和晋北，人们吃莜面、吃黄米糕，都是一种传统，能抵御当地的严寒和风寒，这也是由当地的地形、气候条件决定的。

我小时候在大同，冬天零下二三十摄氏度是经常的事儿，而独特的饮食结构使我们能够抵御当地的那种严寒。

肝火旺的人还有一个非常好的吃食——荞麦。荞麦寒，北京人吃荞麦是和羊汤配着吃的，要不吃进去之后就会凉。

但是，当一个人的肝火特别旺、肝气特别足、血压特别高，见火就着，身上有黄疸，甚至有出血症状的时候，就不能吃麦子了，应该吃稻子，补肺的东西肯定要克肝（金克木）。

（4）心气虚时，要多吃黍

当一个人心火特别旺，整天欲望强烈、兴奋得睡不着觉，还吃黄米糕（黍），行吗？

黍有两种解释：一种是黄黏米；还有一种是秫，指高粱。我偏向于认可后者的解释。心火旺，应该吃些苦的东西泻一下心火，比如绿茶。饮食上也可以吃些豆腐，水克火，补肾的同时也会降心火。

心火旺，应该吃些苦的东西泻一下心火，比如绿茶。饮食上也可以吃些豆腐，水克火，补肾的同时也会降心火。

（5）脾气虚，吃东西吸收不了时，要多吃粟（小米）

最容易被人体消化、吸收的五谷就是小米。很多人跟我说小米是凉的，这是互联网上的答案，其实小米是温性的。但是如果你喝的小米稀粥太稀了（我们管它叫"瞪眼稀粥"，就是端起碗能在碗里看见自己的稀粥。在古代，因为粮食少不够吃的时候人们煮粥就是一把米一锅水的比例），就容易排尿。因为小米稀粥的味道是甘淡的，甘淡的东西就比较利尿。所以很多人吃了小米稀粥后，上厕所很勤，这是因为伤着肾了。

最容易被人体消化、吸收的五谷就是小米。

于是，人们就又想到了吃炒米，炒出一点儿焦苦的味儿，平衡一下甘淡的味儿。其实，这就像我们喝白开水容易排尿，放点儿苦的茶叶，喝完就生津是一样的。

以前，我们都是吃小米干饭，那会儿，大家总问："你能吃几碗干饭？"觉得有点儿嚼不动的时候，我们就用一根木头棒子把它捣碎，掐成个小圆球。

真正的小米粥就是指这种干性的，不是那种汤汤水水的东西。孕妇产后喝的小米粥，还要把小米上面的米精、

孕妇产后喝的小米粥，还要把小米上面的米精、米油熬出来，那是最滋补的。

米油熬出来，那是最滋补的。

（6）肺气虚时，要多吃稻

种稻子，首先需要水，而北方气候比较干燥，所以稻子的产地主要在南方，叫水稻。东北产的稻子也不错，但水稻寒性比较大，好多人吃完之后就容易产生胃酸。那如果我们想吃东北大米，又怕大米寒会导致胃酸怎么办呢？其实只要在焖大米的时候，往里面加点儿带辛温之气的孜然或者桂皮，就可以平衡大米的寒气了（焖完之后只要把桂皮拿出来、孜然挑出来就可以了，也可以不挑）。

常见的稻米包括：粳米、糯米、糙米。

粳米，得秋天之气最重。

我们日常所食基本都是这种稻米。种得最晚，收得最晚，得秋天金气——秋凉之气最重的那种米。有一个叫白虎汤的药方，是清肺热的，里面就会用到这种叫粳米的大米。为什么叫白虎汤呢？取的是夕阳西下，热量消减的趋势。

中医认为"白虎"代表西方，对应着秋天凉爽干燥之气。以白虎命名，形容本方的解热作用迅速，就像秋季凉爽干燥的气息降临大地一样，一扫炎暑湿热之气。

有一点需要注意的就是，平时忍辱负重、忍气吞声的人要尽量少吃点儿米饭，多吃点儿馒头会比较好。

吃大米对皮肤好，对眼睛不好，这是由于大米补肺泻肝。

旁注：

如果我们想吃东北大米，又怕大米寒会导致胃酸怎么办呢？其实只要在焖大米的时候，往里面加点儿带辛温之气的孜然或者桂皮，就可以平衡大米的寒气了。

常见的稻米包括：粳米、糯米、糙米。

平时忍辱负重、忍气吞声的人要尽量少吃点儿米饭，多吃点儿馒头会比较好。

吃大米对皮肤好，对眼睛不好，这是由于大米补肺泻肝。

糯米，蛋白质含量高、淀粉含量少。

糯米特别黏，蛋白质含量高、淀粉含量少，我们常用这种稻米来制作黏性小吃。稻米越糯，口感越好，所以就需要人们去捣糯米，现在客家还保留这个传统。糯米越打越黏，但是越黏越不好消化。

《伤寒杂病论》(《伤寒杂病论》包括《伤寒论》和《金匮要略》)里有一个药方叫桂枝汤，药方的后面有一个方后注，里面提到了服用桂枝汤的时候要"禁生冷，粘滑"。什么叫生冷，粘滑？生的、冷的我们都知道；"粘"专指糯米；"滑"就是香蕉，香蕉性味甘寒，吃完容易拉肚子。

糙米，带糠的、放在水里还能发芽的稻米。

糙米是稻谷脱去外保护皮层——稻壳，但是是内保护皮层(果皮、种皮)完好的稻米。通俗地讲就是剥了壳、没剥皮、带糠的、把它放在水里还能发芽的稻米。

现在的人其实很有必要吃点儿糠，因为我们吃了太多的精米，以至于很多人的胃越来越娇弱。

> 糯米越打越黏，但是越黏越不好消化。

> 现在的人其实很有必要吃点儿糠，因为我们吃了太多的精米，以至于很多人的胃越来越娇弱。

(7) 肾气虚时，要多吃菽(豆子)

补肾是一件很困难的事情，很多人都说补肾需要吃豆子，但是我们也不能一把一把地抓着豆子吃呀。于是就有人打豆浆喝。事实上这么个吃豆子法，吃多了不仅于事无补，反而会使腹中胀气，放屁还恶臭。这是为什么呢？把豆子磨成豆浆只是好消了，但还是不好化。

豆子的正确吃法是做成豆腐吃，并且最好吃卤水点的豆腐。豆腐本身磨得很细，而且既营养又美味。

豆子的正确吃法是做成豆腐吃，并且最好吃卤水点的豆腐。豆腐本身磨得很细，而且既营养又美味。

我们小时候吃的都是现磨豆腐，取来一块儿，浇点儿胡麻油、拌点儿小葱、撒点儿盐，夹一小块儿放到嘴里，那味道别提有多香了（不像现在的豆腐，都没有豆腐味儿）。而且，豆子磨烂，煮沸以后，上面会有一层油皮。挑起来晾干，就是腐竹，那是豆子里面最精华的部分。

因此，补肾吃豆腐、酱豆腐、臭豆腐，或者吃腐竹，都是最好的选择。但慢性肾炎、肾功能不全、痛风患者是不宜多食豆制品的。

2.为什么中医说吃肉只是为身体锦上添花——"五畜为益"

（1）益是锦上添花

"五畜为益"是什么意思？益是可有可无的。也就是说没有它咱也能活，不会对我们的正常生活造成很大影响，但有了它，我们会活得更加鲜活，有血有肉，有情有义。

有句话叫"食谷者慧"，就是说吃五谷的人会很平和，很通透，情欲、情绪很低，因此，出家人就只吃五谷。如果你还要在红尘里翻滚，上有老，下有小，还有媳妇，就得吃点儿肉。

什么是益？益是锦上添花，而且养和益的主次关系是不可以颠倒的。

我之前有一位女患者，三十岁左右，她说自己每晚看综艺节目，看到凌晨4点多才睡觉，而且她妈妈说她没肉就不吃饭。

我诊断后发现，原来她是心火独亢（她之前网恋，在网上认识一个飞行员，然后那个飞行员换了手机号，给她留了条短信。结果这条短信不慎被她的家人给删了，她没有办法与那个飞行员重新取得联系，就变得很焦虑，心火就这么被

"五畜为益"是什么意思？益是可有可无的。

什么是益？益是锦上添花，而且养和益的主次关系是不可以颠倒的。

59

勾起来了）烧的，想想田震的歌，"那团火在我心中烧得我实在难耐呀"。

这位患者有点儿弱视，走路还得她妈领着。后来在家里的帮助下开了间咖啡店，生意很火爆。但是因为她心火更旺了，身体吃不消，也就没有继续做下去。这期间她结过一次婚，结果肝火旺得总挑人家的刺儿，然后没多久就离婚了。

经过治疗之后，她的心火回归正常了，现在晚上基本 10 点左右就睡了，而且也不那么馋肉了。馋肉是病态需要，心火越旺的人越想吃肉，因为他们需要靠肉来滋补心火。心火下去了，脾气也就会平和很多。

> 馋肉是病态需要，心火越旺的人越想吃肉，因为他们需要靠肉来滋补心火。

（2）吃肉是需要挑部位的

道家认为天地是一种轮回，吃东西没必要有负罪感。羊吃草，人吃羊，人死后被虫子吃，尸体留在土地里滋养草，草再被羊吃，这是个循环的过程。

> 道家认为天地是一种轮回，吃东西没必要有负罪感。羊吃草，人吃羊，人死后被虫子吃，尸体留在土地里滋养草，草再被羊吃，这是个循环的过程。

道家对饮食的研究非常全面，也非常深入，深入到了气和神的状态。比如说对于吃猪蹄儿这件事，道家认为几百斤的猪，全身的重量都压在四个蹄子上，所以猪蹄儿的力道和劲道是猪身上其他部位无可比拟的。

这么说大家可能不是很能理解，因为在我们的印象里，提到猪，我们首先想到的便是懒、肥、馋。

有个成语叫"狼奔豕突"，这个成语的原意是，像狼那样奔跑，像猪那样冲撞（豕就是猪的意思）。由此可见，猪的冲劲儿，也是很厉害的，而它冲的动力来源就是它的蹄儿。

在中医里，有个病症叫奔豚。为什么叫奔豚呢？这里的"豚"指的就是小猪。这种病的症状就是，患者感到小肚子突然有股气，一下子就冲到了心口。这也体现了猪的冲劲儿。

猪是阴性的，蹄子是阴中之阳。而其中阳气最足的蹄儿，要数前蹄儿。另外，羊蹄儿也是阳气十足的，所以我们吃东西是需要挑部位吃的，是有讲究的，而不能乱吃一通。

猪是阴性的，蹄子是阴中之阳。而其中阳气最足的蹄儿，要数前蹄儿。

（3）羊入肝、鸡入心、牛入脾、驴入肺、猪入肾

什么是五畜？五畜中的第一畜是入肝的羊；第二畜是入心的鸡；第三畜是入脾的牛；第四畜是入肺的驴；第五畜是入肾的猪。

其实，日常生活中我们吃的畜类不是仅限于这五畜，还会有一些别的。

（4）不应该不分青红皂白地乱吃燕窝

就滋补肾阴而言，还有一系列的血肉有情之品，比如燕

窝。燕窝是精，是羽燕科动物金丝燕的唾液与绒羽等混合凝结所成，所以燕窝是滋补肾阴最好的食材。

燕窝是精，是羽燕科动物金丝燕的唾液与绒羽等混合凝结所成，所以燕窝是滋补肾阴最好的食材。

燕窝必须要用冰糖来炖，因为冰糖与燕窝的性是相适应的，这样才可以达到滋补肾阴的目的。但是如果一个人吃冰糖炖燕窝吃得开始打喷嚏、流清鼻涕了，总觉得发冷，那就是着凉了。

燕窝必须要用冰糖来炖，因为冰糖与燕窝的性是相适应的，这样才可以达到滋补肾阴的目的。

着凉的原因有以下几种情况：第一种是外感风寒；第二种是吃东西着凉；第三种是接触的性伙伴体凉。其中，第三种情况是最严重的。

如果一个人原本吃素，要转变成开始吃肉，那么最好从燕窝吃起。我妈就是这样从吃素安全过渡到吃肉的，这样的话不会有太大的不良反应。

如果一个人原本吃素，要转变成开始吃肉，那么最好从燕窝吃起。

但是现在很多人吃饭不讲滋味和通神，却在吃一种概念、一种时尚。就像有的人开车，开的不是车，而是一种寂寞、一种范儿。

我之前做节目的时候碰到了一位著名歌手，她妈妈也是一位中医，当主持人问到她早餐吃什么的时候，她说她每天早晨喝一碗燕窝。我当时听后就感觉还好她年轻，能消化，如果老了再这么喝，身体可就承受不住了。

（5）如何正确食用补肾但性寒的水产品

所有的水产品，特别是深海的鱼、虾、蟹，基本都是滋补肾阴的（肾主水）。那些长得越奇怪，所在海的深度越深的水产品，它们的阴寒之性就越重，也就是说它们的潜能越大。

在这些水产品中，滋补肾阴效果最好的、最具有代表性的滋补品，第一当数海参。但是对于海参，如果不是阴血特别不足的人，还有那些有虚火的人，我建议不要轻易尝试。

阴血不足的人有以下几个表现：第一个是低烧；第二个是手、脚心发烧；第三个是总有烘热、内热的感觉。还有人会觉得好像有气在蒸骨头一样，我们中医里把这种现象叫骨蒸。

第二位是螃蟹，螃蟹是一种特别寒的水生生物。

阿拉斯加帝王蟹和北海道螃蟹都特别寒。我有一次"中招"，就是因为吃了生螃蟹（北海道螃蟹）。

螃蟹最寒的地方就是蟹膏和蟹黄，但是如果一个阴虚特别重、火特别大的人，吃了蟹膏和蟹黄，就是刚好合适的。螃蟹的滋阴效果是最好的。

另外，螃蟹那么寒，包裹螃蟹的壳又是什么性质的呢？螃蟹壳是最好的化痰、散结的药，可以用来治疗乳腺增生、小叶增生、乳腺结节、纤维瘤等疾病。把螃蟹壳打碎了，磨成粉，中医用它来软坚散结。

在所有这些具有滋补性的海产品中，滋阴、壮阳效果好，而且比较温性，容易被人接受的，就是牡蛎。如果出产的地方好，牡蛎又比较干净的话，牡蛎肉可以生吃，浇点儿柠檬汁儿，压一下腥气，就可以直接吃。但是我建议大家最好还是去吃炭烤的牡蛎，毕竟把它做熟了再吃，更安全。

牡蛎壳（区别于牡蛎，中医开方子上面写的生牡蛎都是

> 长得越奇怪，所在海的深度越深的水产品，它们的阴寒之性就越重。

> 螃蟹最寒的地方就是蟹膏和蟹黄，但是如果一个阴虚特别重、火特别大的人，吃了蟹膏和蟹黄，就是刚好合适的。

> 螃蟹壳是最好的化痰、散结的药，可以用来治疗乳腺增生、小叶增生、乳腺结节、纤维瘤等疾病。

指牡蛎的壳）跟蟹壳的效果一样。

还有一个常见水产品就是虾。我吃过很多海鲜，但是唯有虾，我没有太大的感觉。

小时候家里的条件不是很宽裕，我记得自己第一次吃虾，大概是十岁的时候。不知道什么原因，天津有一批虾出口受阻了，然后就转成了内销，居然还往大同发了一批。当时大家排着长队去买虾，因为虾对于那个时候的我们来说太罕见了。那时候的虾是无头虾（就是去掉头的部分，只有虾段儿）。爸爸做好了之后，我和妹妹每人分到了两只虾。吃第一口的时候，我觉得特别香，然后再吃，就觉得没味儿了。

> 虾的蛋白质含量是最高的，如果你能把它消化掉，那你就可以放心、大胆地吃；如果消化不掉，那你吃了就会被噎着。

虾的蛋白质含量是最高的，如果你能把它消化掉，那你就可以放心、大胆地吃；如果消化不掉，那你吃了就会被噎着。

那么，虾到底是阴性还是阳性，取决于你能不能把它化掉。

很多人吃完虾就会过敏，身上就开始发荨麻疹，感觉特别痒，因此很多中医书里把虾当成发物。

我建议吃虾的时候注意：

第一，一定要把虾线去掉；第二，一定要把虾眼留下（因为虾眼是热的，吃虾的眼睛能帮助你消化虾，这是我从一个渔民那儿学到的）；第三，吃虾最忌讳的是，吃完虾就吃水果，或者是吃完虾就喝绿茶。而我们现在有一道很有名的菜就是龙井虾仁，这是完全不符合养生之道的。

> 吃虾最忌讳的是，吃完虾就吃水果，或者是吃完虾就喝绿茶。

有些男性喜欢吃海产品来壮阳，比如说海马。虽然海马也是阴性的，但如果你能把它化开的话，它就能转化成阳气，起到壮阳的作用。这并不完全取决于食物本身，还取决于你的消和化的能力。如果你能把它转化掉，炼精化气，那它就会起到滋补肾阳的作用；如果你炼化不了，那它就会以异物的形式存在于你的体内。有些人由于自身没化好，又被身体吸收了，异物就成为过敏源，他的身上就会痒。

食物是一回事，造成什么结果取决于吃食物的人。

大虾比较贵，而且吃大虾是需要剥皮的，这样很大一部分就会被扔掉。以前，穷苦人家吃不起大虾，就吃虾皮、小虾，而且他们是连皮带虾一块儿吃。其实这样的吃法才真正滋补人，可以实现阴阳平衡。但是虾越大皮越厚、越坚、越不好消化。谁吃皮皮虾会连皮一起吃呢？

还有一种特别好的滋阴的食材就是鳖，这个食材绝对入肾。鳖又叫甲鱼，除此之外它还有个名字叫元鱼。

什么叫元？元就是混沌不分的状态，混沌初开还没开的状态，而甲鱼蛋就是王八蛋，是没有蛋黄和蛋清之分的，是个"混蛋"。因此，甲鱼是滋补肾阴最好的一种食材。

鳖甲和龟甲都是中药，但鳖甲主动，龟甲主静。我给人治病（滋阴）的时候，有的病人总是五心烦热，睡不着觉，还连连做一些怪梦，我就会用龟板胶，就是用龟甲熬制而成的胶，它沉潜（也就是把心火降下来）、滋阴的效果是最好的。

鳖甲除了有滋阴的作用之外，还有活血化瘀的作用。但是鳖甲特别贵，一般我开二十克，开到三十克很多人就有点儿承受不了了。我们用的都是生鳖甲，生鳖甲是带血的，没熬过的，但是现在很多药店只有制鳖甲，是被炮制过的鳖甲，已经没有药效了。

連皮带虾一块儿吃，这样的吃法才真正滋补人，可以实现阴阳平衡。

甲鱼蛋就是王八蛋，是没有蛋黄和蛋清之分的，是个"混蛋"。

生鳖甲是带血的，没熬过的，但是现在很多药店只有制鳖甲，是被炮制过的鳖甲，已经没有药效了。

（6）如何食用又滋补，又比较性平的水产品

我再给大家介绍几个具有滋补性质的、比较平性的水产品：一个是鳝鱼；另一个是淡菜（贻贝），又叫海虹，北京人叫青口。它也是一种软壳类的生物。有的人伤阴伤到了极点的时候，医生（叶天士、吴鞠通这样的高人）给他们开出的方子里面就有淡菜。因为这个时候再用生地、玄参、猪脊髓这类药，已经达不到任何滋阴的效果了。

我认为，海产品是来自于海里的，而人类也是源于海里的（最初生命的诞生源于海洋），因此，从本质上讲我们是同根、同源的，具有相同的性。海产品能滋养我们的本源，也就是说我们的肾精跟它的关系最为密切。

鳗鱼又叫鳗鲡，有"水中人参"的称号，很多本草书籍上对鳗鱼的评价都很高。另外，鳗鱼的骨头吃完了也不要扔，把它放在暖气片儿上，或者太阳下，干了之后也是一味非常好的药。它具有杀虫、敛疮的作用，能治痔痢、崩带、恶疮。

水产品吃多了，可能会不消化，还有一种可能是会食积生火。老百姓有句话叫"鱼生火，肉生痰"。所有鱼吃完都会动火，但是有一种鱼吃了不容易生火，那就是带鱼。

小孩子如果脾胃消化不好，又不爱吃东西，就可以把带鱼做好给他吃。只有带鱼是入脾、入土的，所以带鱼属于水中的异类。

鳗鱼又叫鳗鲡，有"水中人参"的称号，很多本草书籍上对鳗鱼的评价都很高。

所有鱼吃完都会动火，但是有一种鱼吃了不容易生火，那就是带鱼。

只有带鱼是入脾、入土的，所以带鱼属于水中的异类。

（7）畜类中入肺的有鸭、鹅、狗等动物

鸭子是水禽，水禽还包括鹅。也就是说，所有能在水里生活的禽类都入肺，而补肺的药都偏酸性。

狗肉本质是偏酸性的，因此，《黄帝内经》里有的地方写的是狗，而不是鸭子之类的禽类。从《伊尹汤液经》和《神农本草经》的有关记载来看，狗肉是一种最好的补肺药，因为狗肉味道偏酸，而酸的东西都有一种收敛的作用。因此，失神严重的人，我也会建议他吃点儿狗肉。

这里所说的狗，不是宠物狗，而是一种专门养着，供人们吃的狗——菜狗。这名字是我从我妈的老师——马衡枢先生那儿听到的。马先生不到三十岁的时候得了一场大病，差点儿死了，然后他就放弃了小学老师的工作，开始跟着张锡纯先生学医（我的老师是我妈，我妈的老师是马衡枢先生，马先生的老师是张锡纯先生，这是我的第一条线；我的老师是裴永清先生，裴先生的老师是刘渡舟先生，这是第二条线；第三条线就是我的老师周稽丰先生，那是最拯救我的一条线）。

跟着张锡纯先生学中医之后，马先生不但把自己的身体调理好了，而且还生了三男两女。他教我妈那会儿没有医疗保险、没有工作，就是一个闲坐在家里的人，挂了个"大同政协委员"的名儿，碰到有缘的，敲个门儿进来，就看看是什么病。他当时给我妈讲课时总说一句话："谁要活不到八十四，谁就是'菜狗'。"

他教我妈的时候大约四五十岁，就在当时那种条件下，

所有能在水里生活的禽类都入肺，而补肺的药都偏酸性。

从《伊尹汤液经》和《神农本草经》的有关记载来看，狗肉是一种最好的补肺药，因为狗肉味道偏酸，而酸的东西都有一种收敛的作用。这里所说的狗，不是宠物狗，而是一种专门养着，供人们吃的狗——菜狗。

老先生最后活到了八十六岁。老先生去世之前有点儿失神，人们都说他的魂儿被他的猫带走了——老先生生前养了一只大猫，养了十多年，最后那只猫丢了。我估计那只猫是知道自己大限将至，于是就找个地儿自己安息了。这只猫一丢，老先生的魂儿也丢了，整天就找猫。结果最后猫没找到，自个儿也没了。

狗是没有汗腺的，因此，它所有的肮脏、污浊的东西全是通过吐舌头来排泄。而且要吃狗肉最大的一个问题就是腥，狗肉做不好，是特别难吃的。过去人们都是先把刚杀掉的狗切成小排，然后放在流水里面敲打，让狗肉里的血丝随着流水冲洗掉，这样做出来的狗肉才不腥。古人吃狗肉还要加薤白，因为薤白是入心的，既可以补心，又可以反佐狗肉的酸性。

古人吃狗肉还要加薤白，因为薤白是入心的，既可以补心，又可以反佐狗肉的酸性。

（8）补肝效果最好的是鹿肉

补肝的肉有羊肉，但是补肝效果最好的肉是鹿肉。女性肝血虚弱或腹中绞痛，就要服用当归生姜羊肉汤。当归，辛温、入肝；生姜，辛温、入肝；羊肉，辛温、入肝，所以整个方子就是一个滋补肝气、肝血的好药方。

补肝的肉有羊肉，但是补肝效果最好的肉是鹿肉。

如果你比较富裕的话，可以吃鹿肉、鹿蹄筋儿。鹿精血足，鹿滋补肝血的最佳部位是鹿茸，鹿血、鹿尾也可以滋补肝血，但是效果不如鹿茸。

鹿角是滋补肝血、壮阳的最好药物，它就像人的指甲。

鹿角是滋补肝血、壮阳的最好药物，它就像人的指甲。

爪甲是筋之余，鹿的角也是它的筋之余。鹿角本身就是用来格斗（打斗）、争夺生育权的。

鹿茸是鹿刚刚萌生的嫩角，用于治疗女性宫寒不孕、不排卵、月经不规律，以及男性的阳痿（阳痿是宗筋弛缓）。

鹿茸一般都是切成小片儿，里面都有小的网眼儿。

那么鹿茸要怎么吃呢？泡酒喝。因为酒也入肝，会加强疗效。如果你不喜欢喝酒，可以把鹿茸打成粉末，吞服。但是这个药是绝对的春药，可以助性，所以服用要慎重（西门庆吃了胡僧给的药，最终落得个三十多岁就精尽人亡的下场）。我们其实可以学学广东人，煲点儿鹿蹄筋儿汤，效果也很好。

鹿茸要怎么吃呢？泡酒喝。因为酒也入肝，会加强疗效。如果你不喜欢喝酒，可以把鹿茸打成粉末，吞服。

（9）补心效果最好的鸡子黄

最后说一说我们经常说的入心的、滋补心阴效果最好的食材——鸡子黄（就是我们现在所说的鸡蛋黄）。如果你碰到那些伸出舌头没有舌苔，舌面上沟壑纵横，全是裂纹的人，就需要用到鸡子黄。做的时候注意不要把鸡子黄煮得太熟，先烧好开水，然后把鸡子黄打进去，搅匀，喝下就可以了。你如果把它做熟了就没用了，没有滋补心阴的效果，《辅行诀脏腑用药法要》中的朱雀汤里就有这样的记载。

入心的、滋补心阴效果最好的食材——鸡子黄（就是我们现在所说的鸡蛋黄）。

3.为什么中医说水果是五谷、五畜吃多以后帮助消化的一种东西 ——"五果为助"

水果大部分都是酸、甘、寒性，即使某一种是热性的，也只是"矬子里面拔将军"，相对于其他水果而言稍微热一点儿，而且，北方的水果和南方的水果完全不一样。

（1）吃水果就吃当地产的

南方的水果，在当地吃很好吃，捂熟了运到北方来，就不好吃了，甚至有的还含有毒性，正如俗语所说的"强扭的瓜不甜"。

没熟的瓜本身就有自我保护的意识，它们含有一种伤害性的毒素，让吃它的人长记性，提醒你现在它们处于不可吃的状态。

如果你不慎误食没熟的水果了，身体就会难受，以后就不会再吃了。

（2）水果基本上都有通便的作用

水果基本都有通便的作用，所以吃水果，应该是五谷、五畜吃多了之后，帮助消化的一种东西，为的是不让体内产生壅滞。而很多人并不知道这些原理，只管盲目地吃水果，靠水果来通便、排毒，最后把自己的大肠弄得很麻痹。

（3）吃水果最好吃应季的

吃水果，最好是吃应季水果，不能因为有低温储藏、保鲜技术就把水果储藏起来，时隔很久再去吃。

有句俗语叫"梨不见犁"，梨是秋天的应季水果，而犁是春天耕地的时候才用的。这句话的意思是不能把梨放到第二年春天吃，那样会伤你的肝气（金克木）。所以虽然梨是很好的滋肺阴的水果，但在不产梨的春天吃梨的话，对肝的损伤是特别大的。

科技是一把双刃剑，我们不能一味地强调科技的神力，科技使用得当对人有帮助，反之，对人体的伤害将是巨大的，后果不堪设想。

桑葚是一种非常好的水果，有白色的（白桑就是那样的品种，并不是没熟），有紫黑色的。但不论吃哪种，你一定要吃熟的。

桑葚不仅可以补肺，还可以间接补肾。

如果你有白头发了，可以经常嚼点儿桑葚，药店里干的

> 水果基本都有通便的作用，所以吃水果，应该是五谷、五畜吃多了之后，帮助消化的一种东西，为的是不让体内产生壅滞。

> 吃水果，最好是吃应季水果，不能因为有低温储藏、保鲜技术就把水果储藏起来，时隔很久再去吃。

> 桑葚不仅可以补肺，还可以间接补肾。

> 如果你有白头发了，可以经常嚼点儿桑葚，药店里干的桑葚也有同样的效果。

桑葚也有同样的效果。

再说桃，民间有一句俗语："桃饱杏伤人，李子树下埋死人。"意思是说，桃性平，因此，吃桃对我们的脾胃伤害还不是很大。"宁吃鲜桃一口，不吃烂杏一筐。"意思是桃熟了还可以吃，但是杏和李子吃多了，绝对会伤身。因为杏和李子吃多了而拉肚子、呕吐、发烧的人，比比皆是，这就是我为什么要说"五果"只能为"助"的原因。

小时候看《西游记》，每当看到唐僧没饭吃，然后孙悟空一个跟斗就摘回一堆桃子的时候，我就感觉这东西能吃饱吗？水果怎么能代替五谷还有五畜的作用呢？

五果只能作为一个点缀、一种辅助，而不能把它当成主食，不然就会导致身体湿气重，因而生病。

五果只能作为一个点缀、一种辅助，而不能把它当成主食，不然就会导致身体湿气重，因而生病。

（4）吃完水果后赶紧吃点儿姜

如果你有时实在忍不住了想吃水果，怎么办？那就在吃完水果后赶紧吃点儿姜。

如果你有时实在忍不住了想吃水果，怎么办？那就在吃完水果后赶紧吃点儿姜。

我爸就总是偷偷吃水果，我怎么劝他都劝不住。一兜子一兜子往回买，还特意当着我的面儿吃。没办法，我只好让我爸吃完水果之后再吃点儿姜。因为姜的辛温可以把水果的酸寒性化解一些，起到平衡的作用。

姜的辛温可以把水果的酸寒性化解一些，起到平衡的作用。

（5）饮酒后吃水果，特别伤肝

最可怕的事情就是喝完烈性酒之后吃水果，然后再喝。因为水果有点儿解酒的作用，这样无形中就会使你喝更多的酒。比如你原来只能喝二两酒，现在喝完之后你吃了点儿水果，感觉自己酒劲儿过去了，于是又喝……

鲁迅的父亲就是这么喝死的。鲁迅在日记里面就提到过，在他小的时候，父亲喝醉了就让他去买水果解酒，解完酒继续喝，最后父亲就是患的肝硬化腹水，喷血而死。为此，鲁迅还在文章中骂中医，说把他父亲给治死了，现在我们都知道了，事实并非那样。

由此可见，酗酒和吃水果两者结合到一起对肝的危害是巨大的。因此，我认为水果不是解的东西，而是制造麻烦的东西。

我有个病人反映，他在调好身体一段时间后，再吃水果，吃完之后那种发自内心的、伤心的感觉又来了。

我之前也说过，几乎所有酸的东西都入肺，所以如果你在心神散乱、不停出汗、五心不定的时候吃点儿酸的东西，就可以起到收敛的效果——最好的药物是乌梅。

如果你老是心慌，就服用乌梅。

（6）对任何瓜，我们都应该浅尝辄止

瓜，包括香瓜、西瓜、哈密瓜……这些瓜吃多了都会生

> 最可怕的事情就是喝完烈性酒之后吃水果，然后再喝。

> 几乎所有酸的东西都入肺，所以如果你在心神散乱、不停出汗、五心不定的时候吃点儿酸的东西，就可以起到收敛的效果——最好的药物是乌梅。

湿气和痰，所以应该浅尝辄止。

小孩子阳气足，吃完瓜后没什么感觉。但很多成年人阳气不足，比如吃完西瓜也不排尿，全在肚子里面蓄着，然后就吃成"西瓜肚子"了。

现在的很多瓜都采用了嫁接、转基因等技术。这样虽然可以防虫病，提高产量，但是却把瓜本身的性、味全都改变了，让很多人吃了不仅没有起到补泻的作用，反而还吃出了不少病。

很多成年人阳气不足，吃完西瓜也不排尿，全在肚子里面蓄着，然后就吃成"西瓜肚子"了。

4.为什么中医说蔬菜绝对不能当主食 ——"五菜为充"

（1）以"大饥荒"和"歌唱家帕瓦罗蒂"为鉴

过去人们生活水平低下、物质匮乏，因此常常吃不饱。20世纪60年代初，闹大饥荒的时候，医院里全是浮肿的人，人们都没力气。我爸说他当时连二楼都上不去，后来我爸的一个领导，看他的样子实在是可怜，起了恻隐之心，就把他分到了豆腐房工作，救了他一命。

我爸说他们当时都跟牲口抢豆饼吃。著名作家张贤亮写的《绿化树》里就很形象地描写了那时的饥饿状态，我当时读后感触特别深。因为我小时候虽然也没法吃得太饱，也还是有饭吃的。但在张贤亮的小说里，人们饿到了极致——饿得眼睛放光，看到任何东西都可以吃下去，拉出来的大便基本上就没有任何肥料价值。当时，很多农民甚至只收城里有钱人拉出来的粪便，因为肥田的价值高。

据说，世界著名男高音歌唱家帕瓦罗蒂的饭量大得惊人——每顿饭要吃14个鸡腿和若干斤牛肉。因为他消和化的利用率太低，所以他得靠量来维持。最后，他是得胰腺癌去世的。

据说，世界著名男高音歌唱家帕瓦罗蒂的饭量大得惊人——每顿饭要吃14个鸡腿和若干斤牛肉。因为他消和化的利用率太低，所以他得靠量来维持。

（2）什么叫饥，什么叫荒，什么叫馑

什么叫饥？五谷不熟，叫饥；饥还有一个意思是肚里没食。什么叫荒？地里没长粮食，长的是草，叫荒。我们说的"这地撂荒了"，就是指这块儿地没有人去种。

什么叫馑？农作物歉收或没有收成即为馑，就是连草根、树皮都没得吃的状态。

在这种状态下，人们需要满足的根本不是"吃好"的问题，而是"充饥"的问题。

（3）蔬菜绝对不能当主食

如果要用菜来充饥，那只是在最难捱——青黄不接的时候。什么叫青黄不接？就是庄稼还没有成熟，陈粮已经吃完了。

所谓吃糠咽菜，常常是用来形容人生活的贫困与艰辛的。肚里没食物的那种感觉是很痛苦的。物资匮乏时候不管是什么，只要能充饥，人都会吃下去。还有，饥饿的时候，有的人是通过灌个水饱来充饥，可这样一排尿就又饿了。还有的人是吃观音土，观音土其实是一种可以烧制瓷器的高岭土，它富含矿物质。吃观音土是因为它比较细，而且具有黏性，好像粮食似的。人们当时太饿了就吃观音土，吃完之后就拉不出来大便，很多人因此被活活憋死了。

所谓五菜为充，就是说五菜是饥荒状态下充饥的代用

什么叫饥？五谷不熟，叫饥；饥还有一个意思是肚里没食。什么叫荒？地里没长粮食，长的是草，叫荒。

什么叫馑？农作物歉收或没有收成即为馑，就是连草根、树皮都没得吃的状态。

五菜为充，就是说五菜是饥荒状态下充饥的代用品，绝对不能当主食。

品，绝对不能当主食。

还有一点，当我们吃米、吃肉吃得太多的时候，可以通过吃菜来帮着疏通，这就是蔬菜的价值。谁要是把蔬菜的价值提高到超过米、肉的程度，那就是要把自己吃成兔子。

曾经，我有一个来自法国的女性患者，我帮她诊治完了就到了中午，于是我们一起吃了个饭。我在烤肉店里点了份儿拉面，而她却拿出三个塑料袋儿。一个塑料袋儿里是切好的辣椒条儿，青色的那种；一个袋子里是黄瓜条儿；还有一个袋子里是西红柿，她就在那儿吃。我就说："您这是兔子呀！"

她认为这样吃能减肥。事实上，菜本身寒性都比较大，除非是韭菜、葱。这样的减肥方法只会损害自己的身体。

一般的绿叶菜都寒性偏大，因此，我们吃菜一定要焯熟、炒熟，不然的话就会吃什么菜，拉什么叶子。

很多人脾胃很弱，吃的菜原封不动地就拉出去。这是因为蔬菜里面的纤维素很难化掉。而人体化纤维的主要器官是胃，靠的是胃酸。

造纸厂为什么污染很严重？为了把植物纤维做成纸浆，加入了强酸，含强酸的废液排出去之后，就造成了严重的污染。

因此，如果一个人胃酸分泌不好的话，对纤维素的分解能力就很差，基本上吃进什么，就拉出来什么。

在中医看来，胃酸也是一种阴液，是肾精所化。胃寒的人，胃酸很少，往往呕出来的都是清汤寡水，还有很多人是往上反酸。

治疗反酸，西医用抑制胃酸分泌、中和胃酸的方法。在中医来看来，其实是因为十二指肠堵死了才会反酸，是

> 当我们吃米、吃肉吃得太多的时候，可以通过吃菜来帮着疏通，这就是蔬菜的价值。

> 一般的绿叶菜都寒性偏大，因此，我们吃菜一定要焯熟、炒熟，不然的话就会吃什么菜，拉什么叶子。

通道不顺畅，而并非西医所说的胃酸太多。

分泌胃酸是人的本能，抑制胃酸会让人在情志上出现问题。

分泌胃酸是人的本能，抑制胃酸会让人在情志上出现问题。中医的治疗方法是找到病的根源，从源头上疏通道路，症状自然就会消失了。

（4）饮食，以"和"为贵

总结归纳成一点，中医的饮食观，最终强调的是元气与谷气的和。饮食的滋味，最重要的就是用我们的元气化谷气的一个动态平衡过程。

食物是无穷无尽的，但我们的元气却是有限的。换言之，如果我们懂得节能减排的话，就既可以保证吃得营养，又能够得到饮食的快乐，而且还能健康长寿；反之，如果我们无所顾忌地消耗自己的元气，不加节制地吃，最后只会损命折寿。

道家说人这一辈子吃的饭是有数的，要慢慢吃、悠着点儿吃。吃的时间长一点儿，活的时间就可以久一点儿。

所以道家说人这一辈子吃的饭是有数的，要慢慢吃、悠着点儿吃。吃的时间长一点儿，活的时间就可以久一点儿。如果大口地吃、狠狠地吃，还吃奇怪的东西，活的时间就会比较短。

我们一定要记住，凡是在消耗肾精元气的时候，都会通神，通神之后都会有快感。所以**很多人对生活的喜爱以及快感，是建立在不停与谷气对着干的基础之上的。**

（5）吃饭的时候不生气，生气的时候不吃饭

吃饭时还有一个重点要注意，不要带着情绪吃饭，因为情绪也会动心、动神。所以，吃饭的时候不生气，生气的时候不吃饭。

当你生气的时候，就会感觉自己吃不下饭，这就是人体的自我保护。而那些生了气还吃的人，等于是在损耗自己的元气。

（6）想省元气，吃饭时就要专心

"精诚所至，金石为开"，吃饭的时候想省元气，最好的方法就是专心吃饭。

我们现在很多人把吃饭当成什么？一个不得不完成的任务（我的一个病人还说，将来科技发展了，给胃那儿上个拉锁，吃饭的时候就可以直接拉开、倒进去、再合上，多方便。真是什么样儿想法的人都有）。

吃饭的时候不要动情绪、不要分神，要认真地去琢磨饭的滋味，要在自己真正饿的时候再去吃。

那么如何通过吃饭来达到调神呢？这就是我们接下来要讲的——中医饮食的最高境界。

不要带着情绪吃饭，因为情绪也会动心、动神。所以，吃饭的时候不生气，生气的时候不吃饭。

我们现在很多人把吃饭当成什么？一个不得不完成的任务。

吃饭的时候不要动情绪、不要分神，要认真地去琢磨饭的滋味，要在自己真正饿的时候再去吃。

79

第四章
如何通过饮食来调神

中医饮食疗法的精髓，也就是最高境界，是通过饮食来达到调神的目的。实现它的途径不在于所食之物，而在于所食之味。

学中医饮食营养学，我们一定要知道食物的本性。要了解本性，就要了解它在哪个季节发芽、在哪个季节收获、在什么地方生长。这就是中医的根——对性味的理解。否则，看《黄帝内经》，你会看得一头雾水：一会儿这个味儿入肝；一会儿那个味儿又入肺；一会儿咸的东西入肾……

1.饮食的味道比饮食本身重要得多

（1）中医饮食疗法中有什么秘而不宣的东西

　　中医饮食疗法的精髓，也就是最高境界，是通过饮食来达到调神的目的。实现它的途径不在于所食之物，而在于所食之味（这里的味指的就是我们常说的气味和口味，中医饮食疗法就是通过这种味的调和来达到通神、养神的目的）。这是中医最精华的东西。

　　饮食的每种味道都会影响到人体的三对脏腑，为什么这么说？这是源于相传作者为伊尹的《伊尹汤液经》（这里面的很多内容现在已经失传了，但很多方子都被保留在了《伤寒杂病论》里面，张仲景把这些方子按六经辨证重新组合了起来）。

（2）发现《伊尹汤液经》的人是皇甫谧

　　发现"通过饮食之味来调神"这个伟大秘密的人是西晋的一位历史学家——皇甫谧。

　　皇甫谧是一个被过继给叔父家的孩子（古代有个传统，如果家族里某支不生育，就把兄弟家的孩子抱过来养）。过继的孩子都会备受宠爱，于是皇甫谧就变成了一个整天只会吃喝玩乐、不学无术的人。

在他二十多岁的时候，他的叔母任氏有一天终于忍不住了，流着眼泪对他说了一段话，《晋书·皇甫谧传》中这样记载："《孝经》云'三牲之养，犹为不孝'。汝今年余二十，目不存教，心不入道，无以慰我……昔孟母三徙成仁，曾父烹豕存教，岂我居不卜邻，教有所阙？何尔鲁钝之甚也！修身笃学，自汝得之，于我何有？"

上述这段话的大意是这样的：用美食来孝敬父母尚且是不孝，你现在二十多岁的人了，成天还不学无术的，怎么能让我安心？为了教育孩子，孟母三迁，曾子杀猪，难道是因为我没有选择好的邻居，或者是因为我没有教育好你，所以你才成为现在这个样子？学习是你自己的事情，你学得好与不好又和我有什么关系呢？

然后，皇甫谧就顿悟了，从此以后埋头苦读，最终成为一位著名的历史学家。他所著的很多历史书籍比司马迁记述的内容还要丰富，司马迁写历史是从黄帝开始往后写，而皇甫谧则追溯到了黄帝之前。

他所著的很多历史书籍比司马迁记述的内容还要丰富，司马迁写历史是从黄帝开始往后写，而皇甫谧则追溯到了黄帝之前。

后来他又沾染上了毒品，吃五石散吃成了一个半身瘫痪的人。瘫痪之后他开始学中医，而且还自己给自己针灸。由于他本身是从事历史研究的，因此，他把很多失传的历史书籍进行了整理。根据以前流传下来的黄帝的《明堂孔穴针灸治要》，还有一些《灵枢》的断编残简，皇甫谧编写了一本叫《针灸甲乙经》的书。他就是通过这种方式把很多中医里失传的东西保存了下来。

后来他又沾染上了毒品，吃五石散吃成了一个半身瘫痪的人。瘫痪之后他开始学中医，而且还自己给自己针灸。

张仲景是东汉人，皇甫谧是西晋人，所以他读过张仲景写的《伤寒杂病论》，他给的评价为"仲景论广伊尹《汤液》为数十卷，用之多验"。

也就是说，张仲景的《伤寒杂病论》是在《伊尹汤液经》的基础上写出来的。这是揭示历史真相的一个评价，但是很多人（包括我的师父裴永清先生、师爷刘渡舟先生在内）都不认可皇甫谧的这一说法。在他们看来张仲景就是医圣，张仲景的方子绝对是张仲景的，跟伊尹没有关系。

后来在敦煌挖掘出的很多古籍中，有一本书辗转流落到了民间，这本书的名字起得很奇怪，就是《辅行诀脏腑用药法要》（以下简称《辅行诀》），此书为华阳隐居——陶弘景所写。陶弘景是南朝人，他写的这本书可以说是《伊尹汤液经》的缩略版，里面有三百六十首经方是来源于《伊尹汤液经》的（伊尹是个烹调高手，他知道食物的性味、归经。伊尹可以从一个奴隶最后被任命为宰相，成为商朝的开国元勋，不仅因为他是个经天纬地之才，而且还因为他饭做得好。他当时就是以烹调、五味为引子，来分析天下大势与为政之道，劝汤承担灭夏大任，从而被商汤任命为宰相的。当时，他对商汤讲了一些道家有关调和的理论，用做饭类比治国）。

在《辅行诀》这本书里，陶弘景比皇甫谧更加明确地揭示了《伤寒杂病论》是对《伊尹汤液经》的继承和发展，而且这本书保留了所有伊尹配方的依据。

张仲景的《伤寒杂病论》是在《伊尹汤液经》的基础上写出来的。

伊尹是个烹调高手，他知道食物的性味、归经。

（3）现代人关心的是食材有什么用，
　　而古人关心的是食材的性

日常生活中，我们总是会把用放到第一位，比如我们总是力求把孩子培养成为有用之才；看到一种药材首先会想的就是，它有什么用？而古人关心的是什么？古人更多关心的是食材和药的性。

 古人更多关心的是食材和药的性。

从用的角度来分析韩信，一开始，他虽然身材高大，但却胆小怕事（历史上著名的故事"胯下之辱"就很好地证明了这一点），这时的韩信是没什么用的。后来他被项羽起用的时候也就是一个不起眼的小官，可以说用处也不是很大。然后又被萧何多次推荐给刘邦，但也没有得到重用，于是他就跑了。这就又有了历史上著名的"萧何月下追韩信"。

韩信被萧何追回来封台拜将后，最终帮助刘邦横扫天下，实现了统一，这时候的韩信可以说是大有用处。由此可见，韩信的用最终还是取决于你是否了解他的性——你是不是把他放在了合适的位置上。

 韩信的用最终还是取决于你是否了解他的性——你是不是把他放在了合适的位置上。

同样的道理，我们使用中药和食材，最重要也是要看它的性是什么。

了解了中药和食材的性和味后，经过调配，就能使整体得到优化组合，产生一种比它们各自为营更大的作用。就像汽车一样，只有发动机，或者只有轮胎都没有什么用，但当生产商把它们组合起来的时候，就产生了发动机和轮胎作为个体所不具备的作用，这就叫作和。

学中医饮食营养学,
我们一定要知道食物
的本性。要了解本
性,就要了解它在哪
个季节发芽、在哪
个季节收获、在什
么地方生长。

　　因此,学中医饮食营养学,我们一定要知道食物的本性。要了解本性,就要了解它在哪个季节发芽、在哪个季节收获、在什么地方生长。这就是中医的根——对性味的理解。否则,看《黄帝内经》,你会看得一头雾水:一会儿这个味儿入肝;一会儿那个味儿又入肺;一会儿咸的东西入肾……

2.五味是如何调神的

（1）甘味（甘、淡、甜）对人有什么用

要说五味，就要先从我们平时经常接触的味道——甘开始说起。

甘味又包括甘、淡、甜，它首先是补脾胃的。脾胃虚弱的人（通常指那些肌肉消瘦，嘴唇薄，胃壁薄，吃东西不消化、不吸收的人），就需要补脾胃。

困难时期大家没有东西吃，闹饥荒的时候大家逃荒要饭，这时候也需要补脾胃。

甘味能补脾胃

李东垣写了一本书叫《脾胃论》，他是金元时代的人。有历史常识的人都知道，当时（也就是在元朝实现大一统之前），人们整天过着颠沛流离的生活——衣不蔽体、食不果腹。所以李东垣当时用补脾胃的方法救了很多人。

现在的情况可就不一样了，现在大家的生活水平都提高了，饮食质量也变好了，这个时候可就不能再大补脾胃、多吃甜的东西了。

甘味又包括甘、淡、甜，它首先是补脾胃的。

现在大家的生活水平都提高了，饮食质量也变好了，这个时候可就不能再大补脾胃、多吃甜的东西了。

甘味过多会削弱肾和膀胱的功能

有补就有泻，但是，大补脾胃的后果是什么呢？补了脾胃就会泻肾和膀胱，削弱肾和膀胱的功能。

大补脾胃后有什么具体的症状？就是排尿过频（比如吃西瓜会不停地排尿，喝水多了会不停地起夜……）、早泄、骨质疏松、牙疼、牙龋齿，或者牙变成碎片……

经常听到有人劝我们多喝水，很多医生也会这样嘱咐我们。但是水喝多了会伤肾。很多人喝水喝到最后，就出现了憋不住尿，或者是一咳嗽就会排出尿的症状。

还有，饮水过多的糖尿病患者到后期就会陷入一种恶性循环——不停地喝水、不停地排尿。因为他们喝进去的水存不住，只会以尿的形式排出来，不能变成体液，不能生津，因而也无法止渴，最终导致的结果就是越喝水越感觉渴。

甘味能缓肝急

什么叫缓肝急呢？肝是克土的，这就好像别人来打你，然后你用一个很厚的棉花垫子垫着，这样就会有一个缓冲的作用，甚至都不会感觉到疼痛。有的人一吃辣或者生气、发火就拉肚子，这都是因为"土"不厚，缓不了肝急，所以应该吃点儿甘的东西。

吃甘的东西并不是要泻肝，不是要削弱肝，而是要找到一个相对的支撑和平衡，让肝火在你的身体里面不会折腾得太厉害。

因此，当我们吃辣的东西拉肚子，拉得很严重了，就要吃点甜食，把辛辣对肝的刺激平和一下。

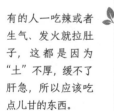

水喝多了会伤肾。很多人喝水喝到最后，就出现了憋不住尿，或者是一咳嗽就会排出尿的症状。

有的人一吃辣或者生气、发火就拉肚子，这都是因为"土"不厚，缓不了肝急，所以应该吃点儿甘的东西。

对于一些肝火特别旺、脾气特别急的人，适当吃点儿甜食也能缓解他们的状况。很多人生气、发火后就不停地吃巧克力、购物，这时巧克力就相当于一个缓冲厚垫，而购物则可以肝火发泄出去。

对于一些肝火特别旺、脾气特别急的人，适当吃点儿甜食也能缓解他们的状况。

我们在治疗一些肝的急性疼痛病症时，常用到缓肝疾的方法。如果患者肝火一上来，疼得特别厉害，我们就会加一些甘味药。

《金匮要略》第一篇中写道："夫治未病者，见肝之病，知肝传脾，当先实脾……"大致的意思就是：医生看到患者的肝火十分旺盛的时候，就先把"土"培得厚一点，以免肝火传到脾胃那儿。

《伤寒论》与它是一脉相承的。比如桂枝汤。里面的桂枝辛温、生姜辛温，这是君、臣两味药，用些辛温、发散的药把患者体内的寒气驱散掉；白芍是酸性的，是为了防止发散得过劲儿了，用来收一下的；还有炙甘草和大枣，这两味药是为了防止用了生姜和桂枝之后会对脾胃伤害太大，所以用来起缓冲的作用。因此，《伤寒论》说这个药吃进去"遍身漐漐，微似有汗"，就是说服用后会很舒服，然后微微出点儿汗。喝完桂枝汤之后还要喝热稀粥来帮助药效发挥。

中药的药方里面经常加的姜和枣，还有南方卖的姜糖，都有些什么用呢？这些都起到了缓解辛温、辛辣对身体产生的刺激作用。

中药的药方里面经常加的姜和枣，还有南方卖的姜糖，都有些什么用呢？这些都起到了缓解辛温、辛辣对身体产生的刺激作用。

（2）咸味对人有什么用

第二个要说的就是咸味。人的血是咸的，汗也是咸的，因此，当人的血和汗咸度低的时候，这个人的心气就变虚了，就会没有心情、没有心思做任何事情。

人的血是咸的，汗也是咸的，因此，当人的血和汗咸度低的时候，这个人的心气就变虚了，就会没有心情、没有心思做任何事情。

咸味过多过少，都会伤心

咸味的药，补益的是我们的心，包括心包经，汗为心之液，血汗同源。因此，如果我们流汗或者失血过多的话，心就会受损。

如果食用太多盐的话，又会心火过亢、血压太高，甲状腺功能亢进，让三焦有火。因此，晚上睡不着觉的人要少吃盐、少吃肉。

咸味过重，伤肺、大肠

补心的结果，泻的是肺和大肠，盐吃多了的人就会一直咳。以前有人闹洞房的时候，会给刺猬喂盐，然后把刺猬放到婚床底下，结果刺猬就会一直咳。新婚夫妇就觉得有个老头在床下咳嗽，下去看看又没有，一晚上都睡不着。

食盐多会伤肺，比如，抽烟的人得肺癌的不多，一般吃得太咸的人得肺癌的比较多。

食盐多会伤肺，比如，抽烟的人得肺癌的不多，一般吃得太咸的人得肺癌的比较多。

最咸的一味药叫芒硝，是一种矿物药；还有一种药也是咸的，就是石膏。如果你的肺特别热的话，用这个药是正好合适的；但如果你的肺本来就寒，再用这个药就会把自己的肺损坏掉。

咸能润肾，软坚散结

肾主水，水（肾）是克火（心）的。当肾的力量被加强后，为了防止对心造成伤害，加点儿咸味儿药，补益一下心气，相当于给心一个棉花垫子。

咸味儿的食物不是补肾，而是润肾。比如我们吃坚果，坚果是实，是补肾的、补脑子的。我们在吃核桃仁的时候千万别放糖，而应该放点儿盐。

另外，补肾补过劲儿了，心火就要灭，还会出现结石。

肾虚是遗尿，是往下漏的；而肾实是排不出尿来。如果你稍微在补肾药里面加点儿泻肾的、甜的药或者加点润肾的、咸的药，就能把体内的坚硬的固体块状物排出体外。

再举个六味地黄丸的例子，六味地黄丸里面有两组药：一组的前两味药用来补肺（"虚则补其母"，肾之母就是肺），分别是生山药、山茱萸。

另外三味药是补肾的，君药——生地黄（熟地黄或者干地黄亦可），还有佐药茯苓、使药泽泻。

六味地黄丸的分量其实记起来很简单，有个口诀：地八山山四，丹苓泽泻三。分别对应的是：地黄八两（一两等于50克），山药、山茱萸肉各四两，牡丹皮、茯苓、泽泻各三两。因为地黄是苦的，补肾，有君无臣，而且用的量又很大，为了防止地黄补得过劲儿，于是里面又用了个淡味儿的佐药——茯苓（茯苓味淡，渗湿利窍、白化痰涎、赤通水道）。还有一个是使药——泽泻，是咸味儿的，用来提前通知我们的身体：我在补肾，水太大了，小心火灭了。看方子

> 咸味儿的食物不是补肾，而是润肾。

> 补肾补过劲儿了，心火就要灭，还会出现结石。

> 肾虚是遗尿，是往下漏的；而肾实是排不出尿来。

的组成，一个补，一个泻，一个通知（为什么说经方有奇效？服用之后"覆杯则卧，效如桴鼓"，就是说经方治疗疾病，效果立竿见影。经方的奇妙在于，它是按照性味来配的，不是我们所理解的用处）。

（3）辛味对人有什么用

辛味能补肝胆

辛味补肝胆，让郁怒变成愤怒，把它发泄出来，使它得到舒展、生发。"木曰曲直"，木喜欢条达、舒畅（肝胆属木）。

辛味会损泻脾胃

辛味补肝带来的另外一个作用就是泻脾胃，因此，总吃辛辣的人是胖不起来的。总吃辛辣的东西、喝酒，你的胃黏膜就会被破坏，然后就会胃出血、胃溃疡，会损伤脾胃。但是如果你的脾胃有太多阴寒的东西，吃辛味的东西就刚好合适。

辛味能宣肺

辛味的第三个作用是宣肺。

如果肺里面有很多的黏痰、黏液，怎么排出去呢？有些人是不会吐痰的，还有些人是排不上来，那这时他就需要去宣一下肺。如果患者的肺宣发开了，他的小便也就顺畅了，这就是中医所说的提壶揭盖法。

前面提到的六味地黄丸前两味——山药、山茱萸，都是酸性的，泽泻是咸味儿的，怕酸的收敛太过了，就用一个辛味儿的使它宣散一下，这就是牡丹皮。牡丹皮又叫粉丹皮，是粉色的。我们用的是它的茎，像一个个小圆圈儿。你去抓药的时候尝一下，它会有一股辛辛辣辣的味道。

再举一个例子，有个方子叫千金苇茎汤，是用来治肺痈的。这里面用到了冬瓜仁，是酸味儿的，有时候还会加点儿薏苡仁，也是酸味儿的，还有桃仁这些都是补肺的（托里透脓能把肺气鼓舞起来）。另外，咸味儿的有酒军（熟大黄）、芒硝；辛味儿的有苇茎。温病里面煮苇茎、芦根，讲究的是——"令香气大出"，这样宣肺的作用就可以体现出来了。

温病里面煮苇茎、芦根，讲究的是——"令香气大出"，这样宣肺的作用就可以体现出来了。

（4）酸味对人有什么用

酸味能补益肺、大肠

酸味，补益肺、大肠，比如梨、乌梅、生山药、山茱萸、五味子（五味子其实有五种味道，但是它最主要的味儿还是酸味儿）。

酸味能泻肝胆，降肝火

酸味温，泻肝胆，也就是说它能让我们的肝火，往下收一收、降一降。

酸味能收敛心气、心神

酸味的第三个作用就是收敛心气、心神。因此，总出汗的人，走神的人，魂不附体的人，都应该吃点儿酸的东西。

收敛心神最好的食材是去心的莲子，莲子心是苦的，是泻心火的，去心的莲子是收涩的。

很多人问我，晚上睡觉前炖个银耳莲子汤喝好不好，我告诉他们，那得看是给什么体质的人喝。如果是给阴血不足、心神外越的人喝的话，就可以起到收敛心神的作用。

（5）苦味对人有什么用

苦味能补肾和膀胱，止血

苦味的东西首先补肾和膀胱。

我们喝水要加茶叶就是为了避免总去排尿。因为总喝淡水是利尿、泻肾的，放点儿苦的东西进去，就会起到补肾和膀胱，以及泻心火的作用。

苦味能泻心火，排痰浊

如果一个人心火太旺，就应该给他用点儿苦寒的药；而如果这个人痰浊、阴寒太重，那就应该给他用点儿苦温的药。

总出汗的人，走神的人，魂不附体的人，都应该吃点儿酸的东西。

总喝淡水是利尿、泻肾的，放点儿苦的东西进去，就会起到补肾和膀胱、泻心火的作用。

如果一个人心火太旺，就应该给他用点儿苦寒的药；而如果这个人痰浊、阴寒太重，那就应该给他用点儿苦温的药。

苦味能燥湿入脾

苦味第三个作用是可以燥湿入脾，给肾一个后坐力，防止补脾太过克伐肾水。因此，对于湿疹渗出、裆下有湿、身上总起湿疹等湿气太重的患者，就要用点儿苦药来燥湿。

对于湿疹渗出、裆下有湿、身上总起湿疹等湿气太重的患者，就要用点儿苦药来燥湿。

（6）中国人饮食疗法的精髓

以上这些就是五味对脏腑的影响。遵循这个理论，我们就可以做到正确地饮食，去烹调、去选食材、去配伍组方。

背离了这个理论的方子都称之为时方，而如果符合这个理论，即使我们用的不是古代人的那些药，也是经方。甚至哪怕我们出国了，或者去了很远的地方，只要我们遵循这个理论，到那个地方尝一下药的味道，感觉一下药的寒热温凉和归经。我们完全可以用那里的药配一个方子，照样是经方。

第五章

饮食饮食，缺"饮"不可

　　水本身就是阴性的，所以就算你把水煮开了，它还是阴的东西。如果你的胃能够热化，把它蒸出来的话，它就会跟你的体液慢慢地融合，形成精和气，被脾吸收到身体里面。

　　我们现在经常接触到的水有以下几种：第一个是矿泉水，第二个是麦饭石水，第三个是纯净水，第四个是蒸馏水。这些水在我看来都属于死水。

1.有多少人，
   一生都不识"水"为何物

（1）人有不同，水有"水质""水气"
   "水毒""水势"之分

在具体讲饮之前，我先讲水。

对于水，我将从以下几个方面去讲解：第一，水质；第二，水气；第三，水毒；第四，水势。

水跟水是完全不一样的。

这几个方面虽然都在说水，但是水跟水是完全不一样的，而目前的研究只是到了水质的层次，认为水质的不同是由于水里面含有的物质不同导致的。这是一个比较粗浅的看法——当然这是一个正确的看法。

为什么海水不能喝？

海水中含有很多氯化物杂质，比如氯化钠、氯化钾、氯化镁等，因此，海水是不能喝的，而且这种杂质含量越高，对人体的伤害就越大。还有北京有甜水园和苦水井，甜水园的水是可以喝的，苦水井的水却是不可以喝的，就是因为它们里面杂质的含量不同。

（2）饮水第一要讲究"水质"

普通水（就是我们日常所喝的陆地水）的水质，在饮用时要注意两个问题：一个是碳酸钙的含量，还有一个就是氟的含量。

碳酸钙的含量决定了水的硬度，很多矿泉水在宣传的时候总是强调，他们的矿泉水中含有很多矿物质，大家就认为他们的矿泉水有助于补钙，于是都去买这种矿泉水喝。

我们仔细想想，矿物质含量高了会导致什么呀？会导致大量结石病的发作。总喝一些硬度很高的水，第一会破坏胃酸，第二会导致结石病的发作，而绝不像我们所想的那样可以补钙。

山西人爱喝醋，因为那儿的水碳酸钙含量太高了

哪儿的水比较硬呢？山西的水是比较硬的，黄土高原地区的水都特别硬。我记得小时候常常给家里的水壶、暖瓶除水垢，因为用不了几天，水壶、暖瓶上就会结一层厚厚的水垢，就得清理。有的人想了一个偷懒的办法，就是在水壶里面放块儿棉花，水垢就会附着在棉花上，这样就只需要定期更换棉花就可以了。但这样往暖瓶里灌水就不好灌。

大家有没有发现，山西人大部分都爱喝醋，就是因为那儿的水，碳酸钙含量太高了。山西人离开山西之后，到了水相对较软的地方（南方或者北京），对醋的需求就没有那么大了。

其实，除水垢有一个物理办法和一个化学办法。物理办

普通水（就是我们日常所喝的陆地水）的水质，在饮用时要注意两个问题：一个是碳酸钙的含量，还有一个就是氟的含量。

总喝一些硬度很高的水，第一会破坏胃酸，第二会导致结石病的发作，而绝不像我们所想的那样可以补钙。

法就是先把水壶烧干，然后加点儿凉水进去，由于热胀冷缩的原理，水垢就会掉下来（还有一个比较笨的办法就是拿锤子、凿子去把水垢刮掉）。

化学的办法就是往里面加点儿醋，用醋去泡水垢，泡到最后水垢溶解了，一刮就下来了。

用醋去泡水垢，泡到最后水垢溶解了，一刮就下来了。

宜茶之水，以"楚水第一，晋水最下"

泡茶里有个讲究是，泡茶的水要用泉水，茶圣陆羽提出，宜茶之水，以"楚水第一，晋水最下"。这就是说用山西的水泡茶是最不明智的选择，可以说是浪费茶叶。因为泡茶应该用软水（就是那种气比较清的水），才能把茶的清香之味泡出来。如果用晋水的话，非但泡不出来，还会破坏茶的质，而且茶特别容易跟水中的矿物质结合，形成一种不易消化的物质。

水的硬度越高，就越不好化

相比较而言，北京的水质比山西要软一些。

我当时是在北京上的大学，等我放假回到大同的时候，人们都说我的皮肤变白了。我想如果我再往苏州那些南方地区走，估计皮肤会变得更白吧。

水的硬度越高，阴性就越大，阴性越大，就越不好化。

水的硬度越高，阴性就越大，阴性越大，就越不好化。

为什么有人喝普洱茶把牙都喝黑了

山西有些地方的水不好，还有一个原因就是氟的含量高。有人喝普洱茶把牙都喝黑了，也是因为茶水中氟的含量太高。我们可以用自来水刷锅、洗碗、冲厕所，但是我们自己

我们可以用自来水刷锅、洗碗、冲厕所，但是我们自己喝的水，最好讲究一点儿。

喝的水，最好讲究一点儿。

（3）我们常喝的水，哪些是死水，
　　哪些是活水：饮水第二要讲究"水气"

我们现在经常接触到的水有以下几种：第一个是矿泉水，第二个是麦饭石水，第三个是纯净水，第四个是蒸馏水。这些水在我看来都属于死水。

那么如何区分死水和活水呢？这就要说到水气了。

中医认为，水除了因为里面含有的物质不同，而导致有水质的区别之外，其本身是有区别的——水气也是不一样的。

水气是什么？水气就是推动水内部运动的力量。所以水气越足的水越好，中医称之为"活水"。

活水的一大特点是具有流动性，河水、江水比起井水，就属于流动性比较大的水，最怕的就是一潭死水。我们经常喝的桶装水，暂且不说桶里面所装的水原本是哪儿的水，只说水在桶里被封存了多久，我们恐怕都不清楚吧！

有一个故事，叫"王安石三难苏学士"，讲的是王安石出了三道题来刁难苏东坡的事情。其中有一段儿是王安石让苏东坡经过三峡的时候给他带一壶中峡的水，结果苏东坡一路游山玩水，把这事儿给忘了，到了下峡的时候才想起来。于是他就自作聪明地取了一壶下峡的水给王安石带了回去。

王安石用苏东坡带回来的水一泡茶，就知道那水并非取自中峡，而是下峡之水。苏东坡当时还不承认，说："你凭什

如何区分死水和活水呢？

活水的一大特点是具有流动性，河水、江水比起井水，就属于流动性比较大的水。

么认为我所取为下峡之水，而非中峡之水呢？"王安石说："上、中、下三峡水的气势完全不一样：上峡的水流势很急，下峡的水流势很缓，只有中峡的水是流势缓急适中的。用三峡的水泡茶，上峡的味道偏浓，下峡的味道偏淡，中峡的味道处于浓淡之间。"

故事里的王安石所说的，水的缓急就是我们中医里所说的水气，即推动水运动的内部能量。

水的缓急就是我们中医里所说的水气，即推动水运动的内部能量。

（4）井水与泉水喝了好不好

对大多数人而言，泉水是最好的水，因为泉水是阴阳平和之水。但是我们不能笼统地说一种东西好与不好，因为同一种东西对于不同的人，具有不同的作用。所以我们只能说这个东西对哪些人好，对哪些人不好。

对大多数人而言，泉水是最好的水，因为泉水是阴阳平和之水。

就像井水，大部分井水都偏阴、偏寒、偏沉降，如果我们用这种水去做滋阴、润燥、沉降的药，那就是最合适不过的。可是如果在我们日常生活中总喝这种水，就会受阴寒之毒。因此，我们一般都用井水来炖阿胶。比如你要炖一个大补阴煎，要炖骨髓、炖腔骨的时候，就要用这种水。一般人最忌讳喝刚打上来的井水，因为这样的水是最寒的。

一般人最忌讳喝刚打上来的井水，因为这样的水是最寒的。

西方人生完小孩之后，护士会端上来一杯冰水。我们中国人或者说东方人看了羡慕不已，于是也喝一杯，结果可能落下终身残疾。为什么？西方人跟东方人的体质是不一样的。

另外，所有的动物都可以喝生水、很污浊的水。这是因

西方人跟东方人的体质是不一样的。

为动物没有意识，不会思考，也不动心，因此，它们不会消耗很多元气，它们喝点儿脏的东西，自身的元气就能消化；而我们的元气都用来思考了，所以留在肠胃、三焦间去消化饮食里面阴寒的元气就不够用了。

泉水原本是在地下的、阴性的，但是它能够喷涌到地面。泉水与其他活水的区别就在于，它能够出于地面之上。我们身体里面也有很多的穴位叫泉，它们也是在"地面"之上的。如果是在山上，而且喷涌出来的泉水，那就是最好的泉水，北京故宫用的水就是玉泉山的水，由插着龙旗的水车经西直门运入宫中。

泉水本性属阴，但是被喷涌出来，就属于阴阳平和之水。

泉水与其他活水的区别就在于，它能够出于地面之上。

（5）天水能喝吗

水气比较清的是什么？雨水、雪水——天水。当然这只是相对而言，而且是指古代的雨、雪之水。

曾经，我有个朋友买了个银镯子，一回国那银镯子就发黑，一去西班牙就又变得鲜亮了。他说："这个家伙怎么还认生呢（那个银镯子是在西班牙买的）！"我说："什么认生啊，没学过化学呀，硫化银不都是黑色的嘛；国内空气中的二氧化硫含量比较高，所以你戴的银镯子才会发黑！"

讲这个故事的目的是想告诉大家，现在我们不能再像古人一样接点儿雨水、雪水就喝了，那样会出事儿的。

《红楼梦》里，妙玉喝茶用的水就是冬天从梅花瓣上扫

水气比较清的是什么？雨水、雪水——天水。当然这只是相对而言，而且是指古代的雨、雪之水。

下来的雪，讲究着呢。按理说从梅花瓣上扫下来的雪已经化成水了吧，已经保存那么多天了。从温度上、物理上来讲，好像已经和普通的水没有啥区别了，但这种冰雪化成的水喝到嘴里，有一种清洌之气。而且这种感觉是只可意会不可言传的，是无法用现代科学去解释的，而泡茶讲究的就是这种清洌之气。

（6）如何喝到相对干净的水

北方人到了江南为什么容易闹病？

北方人到了江南为什么容易闹病？

北方人喝的水相对来说比较干净，因为北方地势高，不论是井水还是泉水，都是经过地层多次过滤了的；而江南地区卑湿（地势低下、潮湿），很容易就出水。这样的水没有经过那么多次的过滤，因此不是特别洁净，一般都含有水毒。这就是为什么北方人到了江南之后就容易闹病的原因。

江南的地势给那些细菌、病毒提供了一个相对不错的生存环境，因此，江南很多地方，不喝当地挖的水或者是河里流的水。那里河里流的水讲的是"水出十步为净"——上游的人在河里洗衣服，十步之外的人却还喝着河里的水，能不生病吗？

总之，到了一个陌生的环境，我们最好还是喝相对干净一点儿的水。

如何喝到相对干净一点儿的水呢？

如何喝到相对干净一点儿的水呢？我们要知晓转化水气的方法（使死水变成活水的方法）：

　　首先是要把它烧开（最重要）。必要时需进行沉淀，就是放点儿药物进去，让它把那些悬浮物沉降下去。制成甘澜水，就是让水得气。

　　中医里有一个制甘澜水的方法。

　　《伤寒杂病论》里记载的茯苓桂枝甘草大枣汤中就用到了甘澜水。具体做法是：把二斗干净的、烧开的、放凉了的水放在木盆内，用木勺将水舀起来，倒下去，反复多次，直至看到水面上有很多水珠滚来滚去，便可用来煎药。这是制甘澜水的方法（以前人们不理解，称之为封建迷信，现在科学进步了之后，就发现水分子是有分子链的。每一个水分子不是独立存在的，它是结成链子的。甘澜水扬之千遍之后，就把那种大分子链的水，全打成小分子了，而这种小分子的水通透性、渗透性特别强）。

　　水本来就是淡味的、甘的，甘澜水又加强了水的动力、活性、通透性、渗透性。这种水是专门用来治疗一些排不出来尿、小便闭塞的病症。

　　原来喝一杯水才能排小便，现在喝一点儿甘澜水就可以小便了。因为它能渗透到我们的细胞间，这样我们就可以解渴；它把污浊的东西再渗出来，就达到了利尿的目的了，所以喝水一定要喝活水。

喝水一定要喝活水。

（7）水喝多了会"中毒"，水喝猛了会
"中毒"，喝的水太凉了也会"中毒"：
饮水第三要讲究避"水毒"

什么是水毒

平时喝水，我们一定要注意水毒的问题。

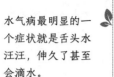

什么是水毒？水喝多了会"中毒"，水喝猛了会"中毒"，喝的水太凉了也会"中毒"。因此，如果你一点儿一点儿地慢慢喝水，是不会"中毒"的，但是你直接一瓶水灌进肚子里就会"中毒"。

水毒是日本的一个叫吉益东洞的汉方医提出来的概念，我们中医管这种病叫水气病。意思就是患者的肚子里面有水气了，已经中了水毒了，如果再给他喝饮、汤、液，不仅没有用，还可能会有副作用。

中水毒有什么表现

水气病的症状都有哪些呢？

水气病最明显的一个症状就是舌头水汪汪，伸久了甚至会滴水。

另一个症状是"水走肠间，沥沥有声"。意思就是当患者坐卧、行走的时候，他们的肠道里面会发出肠鸣音，咕噜咕噜地响。

还有一个症状就是，如果你摸患者的肚子，会感到他的肚子里就像有水在流动一样，而且患者的脸上会长黑斑，我

们中医管它叫水斑。

这些都是阴寒过盛的症状。

如何治疗水毒（水气病）：藿香正气水、十滴水

治疗水气病最佳的方法就是用散剂，散就是把药打成粗粉末直接服用。效果就好比桌上洒了水，拿干抹布擦一下。

除了吃散剂，还有一个办法就是服用酊剂。酊剂最具有代表性的一个药就是藿香正气水。

藿香正气水治疗的往往都是肚子里面阴寒、凝滞的气，以及痰饮太多的人。

对于这类患者，你给他喝汤，他可能不想喝，但是把药浓缩一下，用酒精提取后，给他喝上一瓶藿香正气水，味道又辛辣又走窜，就能把他阴寒、凝滞的气机打开了。

除此之外，还有十滴水，也有同样的功效。

（8）饮水第四要讲究"水势"

什么是水势？水库蓄水形成的蓄势待发的压力和倾向就是水势。但此时水势还没有形成气，因为它还没动，只是蓄积了能量。

当我们的肚子里面有水声的时候，那就是水势。

最严重的是水势在大脑里面有积水，所以喝水太多可能会出现脑积水的现象。

现在对人体伤害最大的水势是输液。我们都知道输液挂

藿香正气水治疗的往往都是肚子里面阴寒、凝滞的气，以及痰饮太多的人。

当我们的肚子里面有水声的时候，那就是水势。

现在对人体伤害最大的水势是输液。

的吊瓶比人的身体要高，靠的完全是压强，以势压人。

　　人在将要死亡的时候，血管收缩，瘀血形成，这个时候输液是输不进去的。很多护士给病人扎针，扎了很多次都找不到血管，那说明患者的病比较严重。因为人健康的时候，静脉是鼓起来的；而人一旦生病了，静脉就瘪了或者塌下去了，里面就没有气了。因此，我建议大家轻易不要输液，宁可肌肉注射也不要静脉注射。肌肉注射和静脉注射的区别是：肌肉注射入三焦、心包；静脉注射入心、血。所以能肌肉注射就不静脉注射，能口服就不肌肉注射，能用服气法就不口服，能非药物疗法就不吃药。

肌肉注射和静脉注射的区别是：肌肉注射入三焦、心包；静脉注射入心、血。所以能肌肉注射就不静脉注射，能口服就不肌肉注射，能用服气法就不口服，能非药物疗法就不吃药。

2.喝什么不重要，喝完的结果才重要

（1）什么是"饮入于胃"

前面已经讲过了食，接下来我们要讲一讲饮。

喝什么不重要，喝了之后对身体起什么作用才重要。对此，《黄帝内经·素问·经脉别论》里面有这样一段文字："饮入于胃，游溢精气，上输于脾；脾气散精，上归于肺，通调水道，下输膀胱。水精四布，五经并行，合于四时五脏阴阳，揆度以为常也。"《黄帝内经·灵枢·海论》里还有句话叫"胃者，水谷之海"，意思是说胃是食物汇集，并进行腐熟、消化之处，食物入胃犹如百川汇聚入海。

人的胃是有弹性的，喝点儿水能胀大。人在年轻的时候胃的弹性好，可能咕嘟咕嘟喝很多水都没事儿；但随着年龄的增长，年龄越大胃的弹性、张力就越小，所以有可能一下子喝下去很多水，胃就不蠕动了（就像一个猴皮筋儿拉扯过度，失去弹性，弹不回去了）。

（2）吃冷饮有什么后果

冷饮入于胃，相当于把冰水袋或凉水袋塞在肚子里，而

> 喝什么不重要，喝了之后对身体起什么作用才重要。

> 有句话叫"胃者，水谷之海"，意思是说胃是食物汇集，并进行腐熟、消化之处，食物入胃犹如百川汇聚入海。

> 冷饮入于胃，相当于用冰水袋或凉水袋死死地塞在肚子里，而且这种寒气会弥散到周围的脏器。

且这种寒气会弥散到周围的脏器。往上可以入肺、入心，往下可以影响到小肠、大肠。因此，大量喝冷饮的结果是，要么你把冰块儿化掉，要么冰块儿把你的胃冰镇住。

在给人看病的过程中，我发现很多人的胃摸上去是冷硬的，这是长期以来冷饮入于胃所造成的结果。这种冷硬的胃，是没有觉的，而且还会影响到心情。

人在身体状况差的时候，会很难察觉自己身体的异样，甚至会刻意否认自己身体的问题。之前有一位患者找我，想治疗自己的鼻炎——他当时流鼻涕、打喷嚏很严重。

检查后，我说他有严重的胃病（当一个人形寒、饮冷，就会伤肺，寒气会随着经络传到肺里面，然后肺里面就会分泌出很多清涕、黏液），不治将恐深。

后来患者回忆说，每次吃完饭他就腹胀，好像食物就堵在那儿，要不停地放屁，肚子才能不胀。这多半就是胃病的反应，但是他自己心里又很惶恐，不敢相信。

他还说自己的思想偏于阴暗、负面，总是莫名其妙地生气或者是"虚怒"（这是患者自己创造出来的一个词。虚怒是指本来没什么事，但是自己幻想出一些让人生气的事儿，然后自己还特别生气），看人总是看缺点，对别人怀有嫉妒之心。

我给他诊断的结果是：任脉完全不通，肝下、心下都有瘀结。

最后，通过在我这儿针灸、吃药、按摩、站桩之后，他吃饭也不堵了，心情也开朗了，还陪老婆去香港玩了一个月。但之后他又喝了很多冰可乐，任脉又堵住了，心情也随之又变坏了，各种阴暗、负面的想法又纷纷涌现。他回大陆

在给人看病的过程中，我发现很多人的胃摸上去是冷硬的，这是长期以来冷饮入于胃所造成的结果。

虚怒是指本来没什么事，但是自己幻想出一些让人生气的事儿，然后自己还特别生气。

之后，又调理了一番，终于又恢复了健康。

（3）碳酸饮料能喝吗

平常，如果我们把有形之物吃到肺里面会咳，同理，把无形的气咽到胃里面也会落下病根。而把气吞到胃里，现实生活中原本是不可能的。但是碳酸饮料发明之后，把不可能变成了可能（碳酸饮料就是把二氧化碳气体，充入到液体里而制成的饮料。这种饮料经过我们胃的温热，就会产生气体）。

我们在物理课中都学过，汽化会吸热，当液体变成气体的时候，会带走大量的热量。而当气体变成液体（也就是液化）的时候，会放出很多的热量。喝碳酸饮料，是液体变成气体的过程，这个产气的过程会带走胃里大量的热，而且常常还会让你打嗝。

但是这种嗝绝对不是因胃肠蠕动而打出来的嗝，那是因为生成的二氧化碳而打的嗝，这样胃里的温度就会降得更低了。如果进入体内的二氧化碳以打嗝的形式出来了还好，如果没出来，在肚子里，就会导致腹胀。

而且这种气体和我们吃饭咽进体内的冷空气是不一样的，吃饭咽进的冷空气，放个屁就没事儿了，而这种气体还会渗到你的三焦里面（三焦是中医"脏象学说"中一个特有的名词，是六腑之一，是上焦、中焦和下焦的合称，将躯干划分为三个部位，横膈以上的内脏器官为上焦，包括心、肺；横膈以下至脐的内脏器官为中焦，包括脾、胃、肝、胆

> 如果我们把有形之物吃到肺里面会咳，同理，把无形的气咽到胃里面也会落下病根。

> 喝碳酸饮料，是液体变成气体的过程，这个产气的过程会带走胃里大量的热，而且常常还会让你打嗝。

等内脏；脐以下的内脏器官为下焦，包括肾、大肠、小肠、膀胱）。

还有一种人，他们的肚子里面就像上面都是小泡泡的塑料薄膜包装一样，而且一按上去还会噼里啪啦地响，这就是饮料的邪气进入到了胃里面造成的。这种人多半就是所谓的虚胖——被碳酸饮料的气吹起来的。

所以我们一定要善待自己的胃。

> 我们一定要善待自己的胃。

（4）人体体液是怎么循环的

水本身就是阴性的，所以就算你把水煮开了，它还是阴的东西。如果你的胃能够热化，把它蒸出来的话，它就会跟你的体液慢慢地融合，形成精和气，被脾吸收到身体里面。但是这个过程是有条件的，需要小肠的热，还需要小肠泌别清浊，以及脾能够吸收。否则的话，喝进去水，撒出来尿，仅仅就是穿肠而过。

> 水本身就是阴性的，所以就算你把水煮开了，它还是阴的东西。

脾升举阳气，把它传到肺。肺是金，金（肺）可以生水（肾）——肺具有帮助肾推动体液运行的功能。所以如果你打一个哈欠，空气进来一压，体液就散开了，就上归于肺，通调水道——三焦（三焦，一个是元气的通道；一个是津液，细胞与细胞之间水液流动的通道）。而肺的作用就是推动液体在细胞间的流动，并将其下输到膀胱。

> 津液是什么，质地稀薄的叫津，质地黏稠的叫液，加上外来的水，才能输布滋养到我们的全身。

津液是什么，质地稀薄的叫津，质地黏稠的叫液，加上外来的水，才能输布滋养到我们的全身；五经代入五脏，这才形成了人体体液循环的全图。因此，水不是津液，水加精才构成了津液；而且，要推动它，就需要一个收纳器官、一个吸收器官，还需要一个推动器官和一个通路，这才可以构成一个完整的循环过程。任何一个环节出问题，我们喝进去的水都要出问题。

水不是津液，水加精才构成了津液。

任何一个环节出问题，我们喝进去的水都要出问题。

3.喝进去的东西
不等同于我们的津液（体液）

（1）为什么进入体内的水不等于津液

饮食饮食，不仅仅是吃，喝也是很重要的。大家要改变浅薄、粗鄙的低级观念——喝进去的东西直接等同于我们的体液。

我们的体液应该称为津液，津和液的区别在于其中精的含量不同。稀薄的、清亮的叫津；黏稠的（不能说污浊的，只是比较黏）叫液。

为什么进入体内的水不等于津液？第一，水和津液的温度不一样。第二，水是需要过滤的。

如果你认为喝的水跟津液没有区别，那么想一想你身上流动的液体是有温度的吧，如果你喝凉水，喝进去的凉水由谁来把它弄热呢？首先是胃，如果胃不好的话，就得由小肠把它弄热，而小肠是身体所有消化酶集中分解食物的地方。酶又起到催化剂的作用，酶对温度特别敏感，小肠温度一低，酶就无法工作了。

饮食饮食，不仅仅是吃，喝也是很重要的。

为什么进入体内的水不等于津液？

（2）很多过敏症不需要避开过敏源或
　　终身服药

　　患者说自己对这个过敏、对那个过敏，我问他们：你在小时候怎么对那些东西不过敏？这就是个问题。

　　大部分时候我们只关心如何消除过敏源，先做个试验，测试对螨虫、花粉、蛋白之类的东西是否过敏。如果你问："为什么十年前我不过敏？"可能会得到这样的解释："你这辈子都对它过敏，你要避开它。"可事实并非如此。

　　我治疗过很多对小麦、对麦麸过敏的患者，而且我最早治疗的是一些外国人。

　　请外国人吃饭特别讲究，在吃饭之前一定要问："Are you allergy to something？"不然像花生酱、杏仁、蛋黄、牛奶这些容易导致过敏的食品，他们吃了之后就会出现，比如哮喘之类的症状。

　　但是我把很多对某些食物过敏的外国人都治好了，他们告诉我，连他们的医生都不敢相信。因为常规治疗过敏，要么终身吃药，要么吃抗过敏药，要么避免吃那些含有过敏源的东西。其实，这没什么可奇怪的，治疗过敏症的原理是什么？我相信对于那些导致过敏的物质，其实也有分解它们的酶存在，但是这个酶在肠道温度低的时候就不工作了；当我提高小肠的温度之后，这个酶就又开始工作了。

> 你在小时候怎么对那些东西不过敏？这就是个问题。

> 对于那些导致过敏的物质，其实也有分解它们的酶存在，但是这个酶在肠道温度低的时候就不工作了；当我提高小肠的温度之后，这个酶就又开始工作了。

（3）喝水尽量要喝温水

请大家记住，喝水最低限度是喝温水。

请大家记住，喝水最低限度是喝温水。

不少人喜欢喝冰水，但是，喝冰水会降低胃肠的温度，抑制消化腺的分泌，这和冰敷（为了阻止局部体液和血液循环，阻止渗出和分泌，冰敷后就不会肿了）的原理是一样的。因此，总喝冰水、吃冰块儿的人，胃很容易被寒所伤，最重要的是还会影响到周围的其他器官，最终影响到膈肌、胸腔。

总喝冰水、吃冰块儿的人，胃很容易被寒所伤，最重要的是还会影响到周围的其他器官，最终影响到膈肌、胸腔。

你可以想象一下在肚子里揣个暖水袋是什么感觉，再对比一下，你吃一肚子冰（相当于揣一个冰水袋）又是什么感觉。

也有人爱喝烫的水。研究表明，总吃滚烫的饭、喝滚烫水的人容易得食道癌、口腔癌和胃癌。在我来，其实这种说法颠倒了因果。不是总喝滚烫的水、吃滚烫的饭之人更容易得食道癌、口腔癌和胃癌，而是容易得食道癌、口腔癌和胃癌的人喜欢喝滚烫的水，吃滚烫的东西。为什么？因为他们内心是"冰凉的"（内心寒气很重）。

容易得食道癌、口腔癌和胃癌的人喜欢喝滚烫的水，吃滚烫的东西。为什么？因为他们内心是"冰凉的"（内心寒气很重）。

其实，上面所讲的温度不仅是指物理性质上的，也有化学性质上的。比如，冰镇的辣椒也还是热性的，煮开的牛奶也还是寒性的，所以，我们还要注意那些即使经过加工也有本质区别的食物。

（4）人体的黏膜有什么用

大家记住，对于我们的生命来说，膜（包括口腔黏膜、食道黏膜、胃黏膜，最重要的是小肠黏膜，最后是大肠黏膜）是非常重要的，我们饮进身体内的水，只有通过了这些膜，才能变成体内的津液。

膜相当于我们身体的"边防"，让谁进，不让谁进呢？让易于被人体吸收的营养成分进，不让没有消化好的进。

膜是自我和邪气的一个分界线，能进入这个膜的营养成分就是"自己人"了。膜有两个作用：1.不让不好的东西进来，比如"恐怖分子"以及其他乱七八糟的物质；2.防止身体宝贵的东西流失。

所以，一旦这个膜出问题，人就会不停地出汗、漏精或者腹泻呕吐。

我们老家有一句话叫"男人是个耙耙，女人是个匣匣，不怕耙耙没齿齿，只怕匣匣没底底。"放到我们这里重新解读就是，把吃喝进体内的东西研磨细了、分解了，这是消化功能——"男人"干的事。

其中，胃管的是消，化在小肠里。另外，三焦——胰腺分泌了胰液，肝分泌了胆汁，胃肠道里有很多各种各样的酶，它们都在做消化这个事儿。

吸收是由谁管的？由背后的脾——"女人"来管。

也就是说，如果"男人"把食物分解、消化得很好，"女人"吸收进来的也就都是好的东西；但如果"男人"没把消化这事儿干利落，很多大的分子团或者蛋白质没有分解

对于我们的生命来说，膜是非常重要的，我们饮进身体内的水，只有通过了这些膜，才变成了体内的津液。

吸收是由谁管的？由背后的脾——"女人"来管。

好（蛋白质如果分解成氨基酸，基本就可以被吸收、利用了，但是很多氨基酸在一起变成了一种小分子，它们叫肽，这种东西不是氨基酸，还是蛋白，就像我们吐的痰，里面都是这种东西），换句话说，如果胃、小肠、三焦和胆没有充分把这些吃喝进来的东西消化好，那脾是不会管的，反正我只管吸收呗。结果就把大量的，我们叫异体蛋白或者没有消化、分解好的东西吸收了进来。吸收进来的东西就变成了什么？变成了污浊的痰湿或者过敏源。

因为脾是不管什么都会吸收的，所以，想让膜的"边检"做得好，那就应该不让"坏人"进来，也不让"好人"出去。但是该分泌液体还要分泌，该出汗还要出。

（5）人体的体液循环是由三焦在控制

人体的膜有好几道，比如体液里还有细胞，每个细胞还有膜，那细胞跟细胞之间流动的这个体液由谁控制呢？就是三焦。

我们说，人身上的体液是活的。什么意思？它是活动的，但它不会乱动，如果乱动就会一会儿这儿鼓起一个包，一会儿那儿鼓起一个包。

那么体液（活水）的源头在哪儿呢？又是谁让它活动起来的呢？就是三焦里运行的气，中医给这个气起了个名儿——卫气。中医说调和营卫，营气在哪儿？营气在血液里。《黄帝内经·灵枢·营卫生会》里说："营在脉中，卫在脉外。"

三焦在哪儿？细胞与细胞之间的缝隙。所以中医理论认为，三焦第一是元气的通道；第二是水液的通道。这个水液不是我们的汗、尿，而是在身体里循环的体液。

中医理论认为，三焦第一是元气的通道；第二是水液的通道。

4.卫气：推动体液运行的动力

（1）卫气由什么组成

卫气基本由三种类型组成。

第一，来自呼吸的精气，就是我们呼吸的自然界空气，这个就是从肺里来的。

第二，来自水谷的精气，就是我们喝进去的水和吃进去的五谷里面的精气，而且这种精气里有一种彪悍之气，有很强的动力。怎么理解彪悍？比如酒，酒就是谷之精，吃完以后就有一种彪悍之气。而猪肉，吃完就有一种很幸福、很想躺着睡觉的气，这就不是彪悍之气了。还有，吃完红高粱米和吃完稻子也完全是两种不同的感觉。

第三，来自下焦的元气。

（2）元气不足的人，身体常常冰凉

我们血管里的血是靠心脏的搏动传输的，但我们的体液平常就是细胞液或者细胞之间的液体。

那体液是怎么流动的？由谁来负责分配哪儿多、哪儿少？

人年轻的时候皮肤都比较好，我们说吹弹可破，满满的胶原蛋白——那不是肿，把脸抽肿了是没有那样的效果的。是谁把它鼓得那么充盈，还发着亮光？为什么人老了会变得满脸皱纹了？

如果人体局部体液循环不畅了，那么这个地方就是死肉了。

很多人觉得身上某些地方是凉的，比如有的人感觉后背有巴掌大的一块地方是凉的，这说明什么？这说明此处局部体液循环不畅。

有的人你跟他一握手，就感觉他的手冰凉，我们第一反应是血管坏死了吧。但是血管还在呢，那为什么还会冰凉？这是因为末梢的体液循环出问题了。还有，很多人头一天晚上睡下，第二天被窝也没暖和过来，也是因为他们的体液循环出了问题。

关于体液循环，大家请记住一点：体温低说明元气不足。

站过桩的人，我一摸他的肚子就知道。站桩的人能从身体里渗出一种温暖的气，那种气不伤人，跟我们发烧冒出来的热不一样。而不站桩或者元气不足的人，身体常常就是冰凉的。

（3）经络就是卫气推动体液经过的道路

血液出现问题之前，肯定是体液出了问题。体液先混

> 如果人体局部体液循环不畅了，那么这个地方就是死肉了。

> 关于体液循环，大家请记住一点：体温低说明元气不足。

> 血液出现问题之前，肯定是体液出了问题。

浊，然后血液才会显现出问题。

体液出现问题的一个标志是什么？就是人的气色发生了变化。中医讲究的望、闻、问、切，第一个就是望。中医经常说察言观色，一看脸就知道问题出在哪儿。体液循环好不好，通过脸基本上都能体现出来。营气是干什么的？推动血液循环的。卫气是干什么的？推动体液循环的。

体液运行是有路线存在的，卫气推动水液经过的路线是什么？是经络。经络就是卫气推动体液经过的道路。它跟我们的血管有关，但是相对独立。为什么？体液循环肯定会受到动脉搏动的影响。但是体液循环有一套自主的系统，有它自主的规律，它背后的推动力就是肺，古代以橐龠（tuó yuè，指古代鼓风吹火用的器具，以此喻肺主气，司呼吸，调节气机的功能）喻之。所以我们的十二正经从哪儿开始？从肺起。道家最高级的修行方式之一——吐纳，就是通过肺实现的。

如果我们平时有意识地调节自己呼吸的节奏，调节完后你会发现，你的身体里开始有"咕咕"的响声了，这说明体液开始循环了。

一般我给患者点完穴、扎完针，患者的身体就会咕噜咕噜地响，为什么？这说明呼吸有节奏了，原来出现问题的局部体液开始循环了。

体液出现问题的一个标志是什么？就是人的气色发生了变化。

卫气推动水液经过的路线是什么？是经络。

道家最高级的修行方式之一——吐纳，就是通过肺实现的。

一般我给患者点完穴、扎完针，患者的身体就会咕噜咕噜地响，为什么？

（4）为什么很多人一扎针就有得气的感觉

很多人一扎针就有得气的感觉，其实就是因为原来卫气过不去，一扎针就帮助它过去了。

气在身体里面是有能量（能量就像我们给自行车充的气，有了气自行车才能走得特别快）的，而且有我们吸进去的气在身体的体液、血管里形成的一个界面（炒菜的时候锅和菜之间有一层油，这就叫一个界面）。人体毛细血管那么多，体液为什么能从底下上去？靠的就是气的推动和气形成的界面，气如果有问题，整个体液循环就有问题。

（5）盲目补钙只能补硬度，而不能补韧度

津和液有什么区别呢？

津和液里面的营养物质，即精含量的多寡决定了它是津还是液。

清亮的、稀薄的叫津；黏稠的、浓密的叫液。血浆可以叫津，但是如果血浆里有很多血细胞，溶解了很多脂肪或者糖，它就变成了液。

液再浓稠一点儿就变成了半固体的髓——脊髓和脑髓。但首先液体得变成一种可溶性的东西，也就是液体要变成半固体。这些东西含精量越多，渗入到骨空里面，你的髓就越致密，你的髓越致密，你的精就越足。将来万一碰到急事，

清亮的、稀薄的叫津；黏稠的、浓密的叫液。

123

现在一些小孩子，体内精的含量很少，摔一跤就会出现多处骨折。

在中医看来，骨髓的充盈只能靠体液里的精渗入骨空，而体液里的精主要来自五谷。越吃粮食的人，骨头越结实。

小孩子骨折有个特点，就是骨折后特别容易愈合，因为他们韧性好。

需要透支你的精，你就得有大量的储备。

现在一些小孩子，体内精的含量很少，摔一跤就会出现多处骨折。为什么？这是从小喝饮料，吃炸鸡块、薯条，而少吃、不吃主食的结果。

很多人都认为中医不解剖，其实中医解剖的历史很悠久，后来觉得解剖没有意义，又追求比解剖更高级的东西。

很多人说自己骨质疏松、骨密度低。在中医看来，骨髓的充盈只能靠体液里的精渗入骨空，而体液里的精主要来自五谷。越吃粮食的人，骨头越结实。越站桩的人，骨髓越会很充盈。我奉劝大家不要盲目补钙，为什么？因为补钙只能补硬度，而不能补韧度。骨髓充盈的时候，骨髓会滋养骨头，这样骨头才有韧度。

中医管小孩子骨折叫青枝骨折。小孩子骨折有个特点，就是骨折后特别容易愈合，因为他们韧性好。

现在很多人讲究补钙，且不说补得有没有效果，你怎么知道它有没有补到骨头里，又怎么能知道它会不会变成尿结石和胆结石呢？

第六章
吃最适合自己的

如果我们喝植物的汁，就比水更容易被身体吸收和利用。因为汁已经经过一道生物膜的过滤了，膜里、膜外是完全不一样的。

浆最能滋阴、润燥，而且还有助于消化。

液里面肯定有肉，液就是水和肉的交融；如果凝固了就是皮冻，如果加温了就是一锅肉糜、肉汤。

《伤寒杂病论》中有句话叫作"糜粥自养"。因为糜和粥是耗损元气最少，而且最养人的食物。

1.汤对人好在哪儿

（1）"扬汤止沸""如汤沃雪"的汤指开水、热水

把水加热煮沸，这时候水就变成了汤。其实，我们现在所说的汤和古人说的完全不一样。

成语"扬汤止沸""如汤沃雪"里的汤，专指开水和热水，至少得是热水，所以古人泡温泉就叫泡汤。

在福建，我们还能看到一些洗浴中心的门口就写一个"汤"字，在日本也是这样的。这个汤就是我们常用的热水，而不是现在我们所说的烹饪的汤。

小时候我看《水浒传》，有这么一个情节，两个衙役押着林冲去沧州的途中，给林冲端来一盆汤让他泡脚，然后就把林冲的两只脚按在汤盆里面（我当时就以为那汤是鸡汤），林冲满脚都被烫出了很大的燎泡。然后，俩衙役又给他穿上新扎的草履，硬生生地把那些泡都刺破了，疼得林冲寸步难行。

从古到今，我们倡导的都是喝汤——开水和热水，而不是喝水。尤其是喝生水，对身体的伤害特别大。

比如我母亲，基本上不喝冷饮，也不吃冰棍儿什么的，因为她一吃冷的东西就拉肚子。我之前从中医的角度考虑，认为出现这种情况是因为受到了寒气的影响。可我母亲到日

把水加热煮沸，这时候水就变成了汤。其实，我们现在所说的汤和古人说的完全不一样。

从古到今，我们倡导的都是喝汤——开水和热水，而不是喝水。尤其是喝生水，对身体的伤害特别大。

本吃冰棍儿、冰激凌就不拉肚子。为什么？因为我们对水的
处理存在问题。

在国外，很多水都是可以直接饮用的。首先，他们解决
了水质的问题；其次，他们解决了管材的问题。而我们现在
是管材存在问题，水没毒但管材有毒。比如，很多人家里
经常会遇到这样的问题——家里很长时间没有人，回来后
先得把水龙头放一放水，然后才能用。因为长时间没用的
水龙头刚开始放出来的水是很浑浊的，其实这就是管材腐蚀
所造成的。

记住，我们喝水一定要喝热水或者是凉白开，这和生水
有本质上的区别。

> 我们喝水一定要喝热水或者是凉白开，这和生水有本质上的区别。

（2）喝汤能减轻胃的负担

喝汤的好处在于减轻了胃的负担——饮入于胃。但是很
多人可以将刚烧开的水喝下去；刚盛出来的粥，我们都觉得
烫，喝不下去，但有的人却也能喝下去。

> 喝汤的好处在于减轻了胃的负担——饮入于胃。

为什么会这样？因为这些人体内的阴寒太重（西医通过
经验得出一个结论，他们认为总这么喝的人，容易得食道癌
和胃癌）。他们只靠物理性的温度去化体内的阴寒已经远远
不够了，必须要在汤里面加一些热性的食材或者药材，或者
用针灸来治，才能把他们体内阴寒的东西化开。

所以说，《伊尹汤液经》的第一精髓在于汤——热饮。

> 《伊尹汤液经》的第一精髓在于汤——热饮。

2.汁对人好在哪儿

（1）喝鲜榨汁，比水更容易被身体吸收

这里所说的汁，是指现在所谓的鲜榨汁。

我们喝的水有可能喝进去就直接排出来了，但如果我们喝植物的汁，就比水更容易被身体吸收和利用。因为汁已经经过一道生物膜的过滤了，膜里、膜外是完全不一样的。

因此，古人在抢救一些阴液枯竭的人时（比如有人患的是慢性病，他们的阴液会慢慢地枯竭，最后变为阴虚，甚至有点儿火旺的状态），就把那些药材榨汁，然后让病人慢慢地喝，小口频服。

如果我们喝植物的汁，就比水更容易被身体吸收和利用。

（2）喝五汁饮，专治阴液枯竭、热病伤阴 等病

中医里面有个很好的方子叫五汁饮，专门抢救阴液枯竭的人。它里面配了五种药材和食材，有荸荠、藕，还有甘蔗汁、梨汁，以及鲜芦根汁。

你喝过五汁饮吗？

鲜芦根多汁、肥厚。虽然芦根的外面是污泥，但里面是汁液，所以它也是能分清浊的。五汁饮里的甘蔗汁还可以用麦冬汁代替。

榨汁的方法同样适用于治疗热病伤阴、高烧等疾病。

（3）喝荸荠汁、藕粉，能调治严重胃病

一些早期胃癌、晚期萎缩性胃炎等胃病患者，他们会出现一种"口渴而不欲饮，饥而不欲食"的状态。其表现就是嘴唇都干裂了，但却不愿意喝别人拿给他们的水；肚子里明明空空的，但不愿意吃别人拿给他们的东西。

为什么呢？首先因为这类患者没有消化那些东西的能力；其次别人端上来的东西不是他们自己所需要的。

这类患者半夜经常会感觉嘴干，然后就醒来去找水喝，可水到了嘴里又咽不下去。《伤寒杂病论》中有一句话叫"但欲漱水不欲咽"，就是说想把水含在嘴里漱一漱，但是又不想喝下去——觉着恶心。

这时候就可以让这类患者饮用荸荠汁。如果这个人牙口还不错，就把鲜荸荠削了皮让他嚼，然后让他把汁儿咽了，把渣吐了，想吃多少就给他吃多少。如果他的咀嚼能力不太好，那就给他榨汁喝。还有一个办法就是用荸荠粉，藕粉也可以。

藕粉和荸荠粉相比，滋阴的效果相对差一点儿，但是容易保护胃。

藕粉和荸荠粉相比，滋阴的效果相对差一点儿，但是容易保护胃。

（4）喝麦冬（麦门冬）的汁，
　　生津效果特别好

麦冬又叫麦门冬，《神农本草经》里讲麦门冬专治胃络脉绝，而且它生津液的效果特别好。

有一次我和一些人结伴儿去爬山，其他人都带了矿泉水，只有七十多岁的龚老师没有带。然后我们喝水，他就在那儿嚼着一块儿麦冬。我们好奇就问他，他说："你们喝进去的水，要过很长时间才能转化成津液，我这含一块儿立马就变成津液了。"

（5）要学会"断奶"

《温病条辨》里面记载，外感病好了，没有邪气了，但是患者会出现胃液干燥的症状，这时就要喝牛奶。

为什么要喝牛奶？古人称牛奶为"牛乳饮"，是把它当作一种药来吃的，而我们现在是把药当饭吃。把牛乳饮煮开了喝，是养胃阴的。滋补胃阴要用甜味儿的，但是甜味儿的喝多了就会伤肾，因此要懂得适可而止。

现在有很多比较胖的人，胃里全是痰，每天还在喝牛奶，他们已经把喝牛奶当成了终身的习惯。

比如之前有一位肥胖的患者来找我，我问他："您是不是每天喝牛奶？"他说："是的。"我又问他："您的字典里

（边注）麦冬又叫麦门冬，《神农本草经》里讲麦门冬专治胃络脉绝，而且它生津液的效果特别好。

（边注）古人称牛奶为"牛乳饮"，是把它当作一种药来吃的，而我们现在是把药当饭吃。

有断奶这个词儿吗？"他说："没有，在喝奶这个事儿上，我永远都长不大。"

（6）没事尽量不吃榨汁的瓜果：
"用汁有度"

那么苹果汁儿、梨汁儿、西瓜汁儿等，又有什么副作用呢？如果一个人没有体热的症状，而喝了上述这些汁儿，就完全是"阴上加阴"。

现在有的果汁广告鼓吹每天喝几杯果汁，就可以健康幸福地生活。然而现实是，如果每天喝几杯果汁，你不仅不会变得更健康，而且还会损害身体。因为大多数成品果汁都是经过保鲜技术加工的，有些还是反季节水果。这种果汁喝了对人的健康会有不良的影响。

我们说的喝汁，是因为人病得嘴都张不开了，没办法吞咽了，所以才榨汁给病人灌下去。

如果是身体健康的人，我建议最好还是自己嚼一嚼瓜果（毕竟吃瓜果和喝瓜果汁的感觉是不一样的），而且还要吃应季的、长熟了的水果，尽量少吃榨汁的。

如果每天喝几杯果汁，你不仅不会变得更健康，而且还会损害身体。

如果是身体健康的人，我建议最好还是自己嚼一嚼瓜果，而且还要吃应季的、长熟了的水果，尽量少吃榨汁的。

3.浆对人好在哪儿

（1）"水米相将"就为浆

什么叫浆？《黄帝内经》里讲"以酒为浆，以妄为常"。《三国志》中诸葛亮对刘备说："百姓孰敢不箪食壶浆以迎将军者乎？"

那到底什么是浆呢？

水米相将，就为浆（现在的浆不再局限于水米了，而是指水和任何发酵后的食物的混合体），意思是说水还是水，米还是米，但是两种东西放一块儿就变成了一种新的东西——浆。

浆就是稀粥，一种特别稀的粥，而且还得是发酵过的。所以浆的味儿是酸酸甜甜的，是古代一种解渴的东西。北京人喝的豆汁儿，其实应该叫豆浆。

因为浆是在水里面掺入淀粉或者蛋白质，所以古代洗衣服叫浆洗衣服。浆洗就是加点儿米糊、面汤，让衣服显得挺括一些。

还有《水浒传》里《智取生辰纲》那回，吴用用来迷倒一众官兵的不是酒，而是醪糟汁儿。

浆的味儿是酸酸甜甜的，是古代一种解渴的东西。北京人喝的豆汁儿，其实应该叫豆浆。

醪糟汁儿是什么？就是浆。因为酒是不解渴的，而在夏天喝一碗浆绝对比喝水和其他的东西都解渴——酸甘化阴，甜甜的、酸酸的浆是最解渴的。

酒是不解渴的，而在夏天喝一碗浆绝对比喝水和其他的东西都解渴——酸甘化阴，甜甜的、酸酸的浆是最解渴的。

（2）浆水面败火、消炎、降血压，豆汁儿通神

陕西有一种面，叫浆水面，就是把纯净的面汤放在三十摄氏度以上的高温环境中发酵三五日。然后面汤变酸了，成了浆水之后，再用它来煮面。浆水面吃起来口感纯正、无异味，而且还有助于消化。

浆水面吃起来口感纯正、无异味，而且还有助于消化。

陇上气候干燥，土地含盐碱过多，所以常食味酸、性凉的浆水，不但能中和碱性，而且还可以败火、解暑、消炎、降血压。

我来北京将近三十年，才第一次喝豆汁儿。我发现原来豆汁儿喝起来是酸酸的、苦苦的，喝了之后意识上不喜欢，但是心里特别喜欢。

我来北京将近三十年，才第一次喝豆汁儿。我发现原来豆汁儿喝起来是酸酸的、苦苦的，喝了之后意识上不喜欢，但是心里特别喜欢。

我之前也说过我的心理素质比较差，有很多人跟我用特别恶心的话形容豆汁儿，因此，我一听到豆汁儿马上想到洗脚水、臭袜子这些东西。直到有一天我实在忍不住好奇心了，就壮着胆子去尝了尝。结果这一喝就喝出了老朋友的味道，然后喝完以后还想喝，就有一种通神的感觉。

在《伤寒杂病论》中，有时会用到一些酸味儿的东西，

就会提到苦酒，或者白芨浆，这种白芨浆是经过发酵的，是酸味儿的，最容易被人消化。

（3）不要以酒为浆

以酒为浆的意思是，把度数相对较高的酒，当成经过发酵的、酿好的、甜甜酸酸的、用于解渴解暑的饮料去喝。最后身体就被当成"下水道"了——把自己喝坏了。

现在大家都喝那种罐装、瓶装的饮料，与其这样，不如自己在家里做点儿浆来喝。

我之前喝过一种浆，是先把豆子磨烂，熬成豆浆，然后点卤水，豆浆凝固变成豆腐，豆腐凝固之后留下的汤也就是浆。这种浆最能滋阴、润燥，而且还有助于消化。

（4）酸奶要喝正宗的

我把酸奶也归为浆。酸奶是可以喝的，但现在酸奶里面加的东西太多了，以至于当我们喝到真正的酸奶的时候，都不知道自己喝的是什么。

现在，我特别怀念刚到北京上大学那会儿，应该是1984年。当时买一根双棒的冰棍儿才两毛五，在食堂吃一个肉菜也是两毛五，因此，我那时特别羡慕那些可以吃双棒冰棍儿

现在大家都喝那种罐装、瓶装的饮料，与其这样，不如自己在家里做点儿浆来喝。

的人。

那时候因为没钱，我们犯错误、得病的机会少。后来有了罐装的酸奶，闻起来微微有点儿臭，而吃了却对人很好。但是现在街面上卖的酸奶不再是那种味儿了。

我估计，将来浆一类的食品会大行其道，因为那才是符合人体需要的。

我估计，将来浆一类的食品会大行其道，因为那才是符合人体需要的。

4.液对人好在哪儿

（1）液——水和肉的交融

液进一步浓缩就变成了膏，现在很多滋补的药都是膏；液如果稀释一点儿就变成了饮。所以浓稠、肥厚的度的掌握，要视医生和病人的具体情况而定。

液里面藏着一个"月"字（夕是指事字，从月半见），而"月"字又是与肉相关的。所以液里面肯定有肉（就像浆里面肯定有米一样），液就是水和肉的交融；如果凝固了就是皮冻，如果加温了就是一锅肉糜、肉汤。

我们现在经常吃的一种美食——灌汤包，源于北宋的开封，包子里面所包的就是我们说的液。这种包子里面包着肉汤和油，吃的时候一不小心就会溅到衣服上，有的时候还会被烫着。

很多人不理解那个汤是怎么灌进去的，其实里面的东西跟肉皮冻是一样的。包的时候是半固体的，包进去一蒸，受热就化成汤了，再放凉了就又成肉皮冻了。

液进一步浓缩就变成了膏，现在很多滋补的药都是膏；液如果稀释一点儿就变成了饮。

液里面肯定有肉，液就是水和肉的交融；如果凝固了就是皮冻，如果加温了就是一锅肉糜、肉汤。

我们现在经常吃的一种美食——灌汤包，源于北宋的开封，包子里面所包的就是我们说的液。

（2）饮用液，能省下身体很多消和化的功能

"精之渗于空窍，留而不行者为液也。"所以饮用液能间接地省下我们很多消和部分化的功能，滋补效果也好。

《伊尹汤液经》里面的液，都是在汤里面加了肉所形成的。《辅行诀》里面有小补心汤、大补心汤。如果小补心汤和大补心汤都治不了的时候，就以脏补脏。补心的汤里面会加猪心进去，补肾的汤里面会放猪腰子进去，这就由汤变成了液。

"精之渗于空窍，留而不行者为液也。"所以饮用液能间接地省下我们很多消和部分化的功能，滋补效果也好。

（3）煲汤，其实煲的是液

广东人煲汤，其实煲的是液，这是需要时间、需要化的，另外还需要很好的介质（传导热量的介质必须讲究）。因此，我们一般会用一些砂器、陶器来煲，而不能用那些导热特别快、散热特别快的介质，那样的话不但熬不成液，还会熬干、熬焦。

我们一般会用一些砂器、陶器来煲，而不能用那些导热特别快、散热特别快的介质，那样的话不但熬不成液，还会熬干、熬焦。

（4）皮冻——治病的良药

我曾治疗过一位鱼鳞病患者——鱼鳞病就是皮肤又黑又干，还有裂纹，就像蛇皮那样；裂纹里面还会露出血丝来。

有人认为这种病是遗传的。中医认为，遗传是因，如果

后天能帮他得到很好改善的话，这种症状是可以得到缓解的。

中医治疗这种病的方法，一个是用滋阴、润燥的中药；还有一个就是用《伤寒杂病论》里一个叫猪肤汤的方子。

猪肤汤就是用猪皮做的，跟猪肉皮冻差不多。

猪肉皮冻怎么吃？一般人是放点儿醋、就点儿蒜吃。但鱼鳞病患者吃的时候最好别放蒜，因为蒜的辛辣对他们的皮肤有刺激作用，所以尽量蘸着醋吃就可以了。如果实在觉得那样不好吃，可以就点儿腊八蒜吃。因为腊八蒜里，蒜的辛辣几乎已经被醋平衡掉了，所以在吃的时候基本不会感觉到辣。

有很多鱼鳞病患者都是皮肤焦枯，但是医生还需要进一步判断患者体内有没有瘀血。有些人是瘀血太多把经络堵塞了，所以就达不到水精四布、五经并行的效果。

当患者体内的瘀血被清除之后，就可以让他吃猪肤汤了。

还有一个叫鱼鳞冻的食材方子治疗鱼鳞病效果也是可以的。

鱼鳞冻怎么做呢？要用鱼鳞最厚的鱼——鲤鱼。首先把鲤鱼洗干净，然后把鱼鳞刮下来，加点儿黄酒、料酒，加点儿豆豉（豆子发酵之后，变得微微发咸，就是豆豉），再放到锅里去蒸，需要蒸大约四十五分钟到一个小时。放凉了之后，不是吃鱼鳞，而是要吃鱼鳞自身带着的一种黏性的东西，那个东西是最滋阴的。

治鱼鳞病的时候，患者体内有瘀血，怎么去化瘀血？《伤寒杂病论》里有个非常好用的方子，叫大黄䗪虫丸。䗪虫就是我们俗称的土鳖虫，又叫土元，药店里都有卖的。

猪肉皮冻怎么吃？一般人是放点儿醋、就点儿蒜吃。

鱼鳞冻怎么做呢？要用鱼鳞最厚的鱼——鲤鱼。

治鱼鳞病的时候，患者体内有瘀血，怎么去化瘀血？《伤寒杂病论》里有个非常好用的方子，叫大黄䗪虫丸。

《伤寒杂病论》里面说治五劳七伤、虚极羸瘦、肌肤甲错（又称"肌若鱼鳞"，就是说一个人的皮肤粗糙、干燥、角化过度，故外观皮肤呈褐色，就像甲壳虫一样，状如鳞）。

服用这个药的前提是体内有瘀血，内有干血，这时候我建议就用大黄䗪虫丸将瘀血清除掉。

另外，鱼汤也能做皮冻，滋阴效果也很好。

还有，鸭汤也能做皮冻。我们每次去烤鸭店吃完烤鸭，服务员就会问你："鸭骨架是要打包带走还是怎么做？"这时候你绝对应该把鸭骨架打包带走，然后回家煲一个鸭架汤。那是很讲究的，滋阴效果是非常好的。

但是羊肉和牛肉做的皮冻，就没有滋阴的效果，因为它们都偏温、偏燥。

鱼汤也能做皮冻，滋阴效果也很好。

羊肉和牛肉做的皮冻，就没有滋阴的效果，因为它们都偏温、偏燥。

5.胶对人好在哪儿

（1）胶，从根本上讲也是液

我们平时用到的方子里面，涉及滋阴、填精、益精、填髓的，都会用到几种胶类的药，比如阿胶、龟板胶、鹿角胶……

胶是什么？比膏更加浓缩、坚硬的东西，它从根本上讲也是液。

（2）食用胶的最好方法是烊化

食用胶的最好方法是烊化（烊化就是拿一个小碗，里面放点儿黄酒，把胶放进去蒸，使其溶化掉）。整个过程是很费时间和精力的。

因此，很多人试过之后都向我抱怨说，这个东西（比如阿胶）蒸不熟、煮不烂，太浪费时间。当然，还有个方法就是可以先把阿胶打碎了，再去泡，再去蒸。

延伸阅读：严重失眠的人，
可食用黄连阿胶鸡子黄汤

失眠最严重的情况是少阴病，症状是"心中烦，不得卧"——就是连躺下的欲望也没有了，一看伸出的舌头，就像镜子一样光滑，没有舌苔，或者像地图一样斑斑驳驳的——总之就是，阴液缺乏到了很严重的程度。这时，中医就要用一个叫黄连阿胶鸡子黄汤的方子，其实就是朱雀汤，这里面就会用到阿胶。

在黄连阿胶鸡子黄汤这个方子中，还要用两枚生鸡蛋黄。鸡蛋黄是以饮的方式放进去的，因为鸡蛋煮得太熟了之后，就是老百姓所说的"煮老了"，就没有滋阴的效果了，反而会有阻碍消化的副作用。所以就要先把药熬好了，倒出来，然后再把两个鸡蛋黄打到熬好并倒出来的药中，然后"搅令相得"。

其实，这和我们常喝的蛋花汤是一样的，这对于那些呕心沥血的人，整天操心、劳神的人，忧国忧民的人来说，是一个可以直接进补的好方子。

这是虚证，人出现干燥及津液不足的时候，先是伤到津的层次，再深一步就是液的层次，液的层次比津严重，这已经阴液枯竭了，再深一层就到骨髓了，就已经非常严重了。津、液、髓，三者之间是一种递进关系。如果是实证呢？痰迷心窍呢？服用之后会适得其反。

> 失眠最严重的情况是少阴病，症状是"心中烦，不得卧"。

> 鸡蛋黄是以饮的方式放进去的，因为鸡蛋煮得太熟了之后，就是老百姓所说的"煮老了"，就没有滋阴的效果了，反而会有阻碍消化的副作用。

6.糜对人好在哪儿

（1）糜：把种子打碎了，再熬出来的东西

什么是糜（粥），这是一种半流质的食品，也是一种饮料。

糜和粥现在已经被混用了，但是在古代是有区别的。棒渣粥和小米粥的区别是：一个被碾碎了，另一个是完整的。同理，米糊和小米粥的区别，糜和粥的区别也是一样的。

山东有的地方把小米磨成小米面儿，然后做成米糊。他们那儿不喝茶，而是把小米糊当茶喝。往那儿一坐，端着一碗小米面儿，用开水一冲就可以转着碗喝，那叫糜。

因此，糜就是事先把种子给打碎了，再熬出来；而粥是用完整的颗粒熬出来的。

糜就是事先把种子给打碎了，再熬出来；而粥是用完整的颗粒熬出来的。

（2）"糜粥自养"——《伤寒杂病论》

我非常欣慰地看到，北京的粥店越来越多，这说明中国人终于找回了自己的自尊和自信了。知道自个儿该吃什么，吃什么舒服了。

在你胃口不好，饿而不饥，或者没有胃口的时候，就去喝糜或者粥。

所以在你胃口不好，饿而不饥，或者没有胃口的时候，

就去喝粥或者糜。

《伤寒杂病论》中有句话叫作"糜粥自养"。因为糜和粥是耗损元气最少，而且最养人的食物。

我最反对的是什么？是在粥里面乱加东西，比如皮蛋瘦肉粥、鱼片粥、牛舌粥、牛鞭粥……最后很多加进去的食材都喧宾夺主。与其那样，我们还不如直接去吃那些食材。

广东那边儿因为热，人的消耗比较大，易出汗，所以咸粥比较多；而在北方的话，我觉得原味儿的粥，或者稍微偏甜一点儿的粥，还是更适合北方人。

> 广东那边儿因为热，人的消耗比较大，易出汗，所以咸粥比较多；而在北方的话，我觉得原味儿的粥，或者稍微偏甜一点儿的粥，还是更适合北方人。

（3）真正的粥要熬到"水中有米，米中有水"

我人生中第一次学做的饭就是煮粥，那时候我大约五六岁。我妈事先已经准备好了两壶开水，然后把米也给我淘好了放那儿。结果等火打开了，锅放也放上去了，并且锅还冒起了烟，我突然想到一个问题——应该先放米，还是先放水呢？

从那件事后我明白了，**貌似已经全都掌握的东西，到实践的时候还是会发现存在很大的问题**。最后我还是先放的米，我把淘好的湿米一下子就倒进了烧干了的锅里。然后锅里就冒烟儿了，这时我才想到拿暖壶往锅里倒水。

等爸妈回来，一进门我爸就开我玩笑说："你这米熬得好，还有一股炒米的香味儿。"

水和米没有交融，在我们那儿叫"瞪眼稀饭"。我端上自己煮的粥一看，从锅里能看到我的倒影。别人做的瞪眼稀饭是因为家里穷，人又多，就会多加一瓢水；而我是因为，米没有熬到时间，没煮烂，所以熬出来的就是这种水米分离状态。

真正的粥是要熬到什么时候呢？水乳交融，就是水中有米，米中有水的状态，这样熬出来的粥才是最养人的。而且喝粥一定要把粥上面漂浮的米油（煮粥时，浮在锅面上的浓稠液体）喝掉。

真正的粥是要熬到什么时候呢？水乳交融，就是水中有米，米中有水的状态，这样熬出来的粥才是最养人的。

7.髓对人好在哪儿

髓是半固体的东西，是体液渗透到骨头里的进一步浓缩物。敲骨吸髓的"髓"，是最滋阴，也是最难化的东西。类似髓的还有蟹膏、蟹黄、鱼子，这些都属于精一类的东西。这种东西完全蒸熟的话，就没有滋阴的效果了。但是生着吃又消化不了，所以最好的烹饪方法是发酵。**最好是吃像醉蟹、腌蟹、炝蟹这样的，经过发酵或者是经过腌制处理的东西。**

> 髓是半固体的东西，是体液渗透到骨头里的进一步浓缩物。敲骨吸髓的"髓"，是最滋阴，也是最难化的东西。

延伸阅读①：津、液、饮、汤、汁的区别是什么

津和液的区别前文已述，在此就不赘述。

我在讲《黄帝内经》的时候说过：当人体内那些黏稠的东西——液渗入孔窍的时候，就变成了髓——固体或者半固体的东西。"留而不行"是它的特点。如果你想让它行，推动的力量就得大一点儿。

所有的液体——饮品、饮料都叫饮，这是广义的"饮"。

狭义的"饮"（比如五味消毒饮、桑菊饮），就是药经过开水或者热水浸泡，取其轻轻上浮之气，然后提取出来

喝的液体。

现在，我们喝茶叫饮茶，而在唐、宋的时候叫煎茶、煮茶。中医特别讲究剂型，也就是说同样的药，不同的做法、不同的吃法，出来的效果是完全不一样的。

饮和液的区别，和人体中津和液的区别是一样的——一个是清亮的，一个是黏稠的。

作为饮来讲，它的气是轻的、上浮的，所以你如果病在上，就取饮；病在下，就取液。饮主要治上焦疾病。

很多医书里的汤包括了液和饮，比如《伤寒杂病论》里面的方子就不分饮和液，都叫汤。但是如果要具体地分，就要看一下方子后面的煎煮方法。比如大黄黄连泻心汤，取大黄二两、黄连一两，放到一个碗里面，用沸水冲。然后把里面的药捞出来后，再搅匀，留下的汁，马上喝完。这个方子主治的病是突然性、急性的口鼻出血，以及邪火所致的血证。这个病在上面，所以搅汁后马上就要喝进去，这就叫饮。

汁和饮也是有区别的。汁是指现在所谓的鲜榨汁；而饮是指用开水把干的东西、里面的所含物泡出来。

> 作为饮来讲，它的气是轻的、上浮的，所以你如果病在上，就取饮；病在下，就取液。

> 汁和饮也是有区别的。汁是指现在所谓的鲜榨汁；而饮是指用开水把干的东西、里面的所含物泡出来。

延伸阅读②：桑菊饮，专治邪气在上焦的病

什么是温病？"温邪上受，首先犯肺，逆传心包，顺传脾胃"。温邪上受是什么症状？身上不舒服、发烧，然后有

时嗓子会疼、皮肤会痒，有的人还会咳嗽。所以病在上焦、在肺。

遇到这种情况，就要用一个叫桑菊饮的方子。桑菊饮里面用的都是花花草草叶子一类的东西，本身这些药材的药性就是往上走的，然后再用这种浸泡的方法（用开水泡，或者用开水稍微煮一下就出锅）处理后就可饮用。

中药里有很多都是需要后下的药。什么叫后下？如果像一般煮肉那样煮药的话，会把药的气都煮没了。所以后下就是把水煮开后，放进药材，然后快速出汤。这样的话还会留着药材中轻轻上浮的气。

所以桑菊饮里面用的这些药物，比如桑叶、菊花、薄荷、芦根……都是需要冲好了，用饮的方法，令香气大出，马上就喝，这种饮是专门治邪气在上焦的病。

什么是中药里后下的药？

延伸阅读③：吃肉好还是喝汤好

贵人喝汤，富人吃肉

在前面，我们详细讲了液——能被人体吸收利用的、溶于水的东西。

如果我们所吃的东西是不溶于水的，进入体内就可能会直接流失——排出去；排不出去的，留在体内就形成了痰浊、瘀血，就会危害身体。

所以我们家里炖肉，不管是炖鸡肉、羊肉还是牛肉，炖完肉的汤才是最有营养价值的。因此，孕妇产后会喝炖鸡汤，而不会吃整块儿的鸡肉。

其实鸡肉里面最有营养的、最容易被人体吸收的东西都融到了汤里，鸡肉反而变成了一种纯粹用来充饥的食物。所以**比较会养生的人喝的是汤，而一般人吃的是肉**。

一位在舟山长大的朋友曾经跟我说，只要有鱼冻，他就不吃鱼。他没有学过中医，但是他的本能加上他生活在渔场的经验，让他知道吃鱼的哪儿才是最好的。

炖肉时，为什么要慢炖

有人问我，用高压锅炖肉和用其他的锅来炖的区别大吗？

区别很大，高压锅能够把肉炖得很熟、很透，但是也把里面的很多营养物质全部破坏掉了。因此，我不建议用高压锅去炖肉，我个人从来不吃高压锅炖出来的东西。

现在的人生活节奏变快了，什么都追求快，却不知道会因此失去很多东西。

真正取液的方法是让食物慢慢地煮，就是我之前说过的一个字——"渗"。要让食物里面的精华慢慢地渗到汤里，这样慢炖渗出来的东西，也容易渗透到我们的身体里，更有助于我们的消化和吸收。

尽量不用高压锅、电磁炉烹调食物

高效、快速地吃东西是没有任何益处的，现在的很多烹饪工具（包括微波炉）做出来的食物，吃了都容易使人上火。

我们家里炖肉，不管是炖鸡肉、羊肉还是牛肉，炖完肉的汤才是最有营养价值的。

一位在舟山长大的朋友曾经跟我说，只要有鱼冻，他就不吃鱼。

高压锅能够把肉炖得很熟、很透，但是也把里面的很多营养物质全部破坏掉了。

现在的很多烹饪工具（包括微波炉）做出来的食物，吃了都容易使人上火。

我之前提到过，吃了用电磁炉炒的饭容易上火，而用煤气做的饭就不容易使人上火。因为，任何东西都带有烹调所用的火和材质的能量。

寒、火是可以并存的。什么意思？就是**如果你受了哪种频率的寒，就必须用跟它频率接近的热去解。如果你受了寒却随便用热来解，有可能不仅解不了寒，还会中两种邪——寒火之毒。**

我之前在看赵英立老师写的有关茶的博客文章时，发现他在一篇文章里说，现在的工艺炒制出来的绿茶，容易让人中寒火之毒。

我当时觉得，赵英立老师有可能写错字了。因为我觉得绿茶是寒性的，所以他所写的"容易让人中寒火之毒"应该是"容易让人中寒气"才对。但我没敢直说，而是很客气地问："赵老师，什么叫寒火之毒？"赵英立老师的回答是："茶叶的寒是化学性质的寒，而现在这种炒制的方法（原来的人都是烧木头和柴来炒，现在都是用电锅炒），不但没有解茶叶的寒，反而又加了一道邪热，所以喝了这种茶的结果就是肚子疼、泻肚子，嘴上还会起燎泡。"我觉得赵英立老师说得特别在理。

由此我又想到了雍正，有一次康熙给雍正派了一件苦差事——让他去守孝。雍正不想去，可又不想让康熙知道（他不想在康熙面前留下不好的印象），于是他就给康熙演了一出戏。他先在屋里点了一个火盆，自己在那儿烤火，直到烤得浑身大汗，然后就跳到冷池子里，于是就在大热天里发起烧来。当时，康熙听了还不相信，就派太医过去表示慰

现在的工艺炒制出来的绿茶，容易让人中寒火之毒。

什么叫寒火之毒？

问。名义上是来给他看病，其实是试探这小子是不是在装病，结果一看是真的病了。

现在很多人都会中寒火之毒，所以**如果我们用古人的方法、用陶瓷锅、砂锅慢慢地炖，就能够用火的热，把食物的阴寒之性平衡了；这样喝进去、吃进去的东西才会有营养。**

现在用高压锅、电磁炉快速烹炒的结果是，不仅没有消去食物本身的寒，反而又加了一层邪热，所以人吃进去之后会很不舒服。

有人会说，那就再喝点儿冰水，吃点儿冰块儿——这样表面上看是平衡了，但实际上是寒也积下了，热毒也积下了。

现在很多人都会中寒火之毒。

第七章
你会喝酒吗

"物无美恶，过则为灾"，谁也不能说喝酒一定是好的，谁也不能说喝酒一定就不好，因为每个人的肝和胃的平衡关系是不一样的。

酒虽然有它可爱的一面，能入肝、泻脾，能把人戴的假面具掀掉，但如果因为没有约束、过度释放天性而忘记了作为人最起码的人伦道德，就会出现酒后乱性的现象。所以，如果你"以酒为浆，以妄为常，醉以入房"，就要坏事儿了。

1.世上有多少人会饮酒

（1）有酒，就不担心药材不好保存的事

我曾让人帮我买了几个褐色的五千毫升的大玻璃瓶，用来泡点儿药酒。因为很多药材不好保存，比如肉苁蓉——肉苁蓉比较长，而且里面是胶质的，特别腻，特别软，糖分含量也很高，放的时间一长就坏了。

有一种很好的保存药物的方法就是用水作为媒介。除水之外，还有一个更好的媒介，叫醇提剂。有很多富含蛋白质的东西很难溶于水，但是却能溶在醇提剂这种有机溶剂里面。

很多药物的药性难以通过水煮发挥出来，这时就要用酒来泡。

酒精是一种可以用来保存药物的很好的媒介，很多药物的药性难以通过水煮发挥出来，这时就要用酒来泡，这就是中医治疗的另一大分类——酒制剂。

（2）请记住：酒是药引子，能深入骨髓

酒的性质比较烈，它入的是肝经。

酒的性质比较烈，它入的是肝经。从层次上来讲，它不走表，是直接入到血脉和骨髓里的。所以很多喝水、喝汤、喝液治不了的病，就需要酒来作为引经药，引导诸药直达病灶。

比如筋病、骨病、髓病，别的药达不到病灶，但是酒就可以。而且酒性越烈，入得越深，也就是说高度酒能够深入到骨髓。

（3）选什么酒泡药酒最好

不酸不甜的酒

酒酿出来本来是具有酸、碱双重属性的，如果把握不好分寸的话，酿出来的酒第一天还是酒，第二天就变成醋了。所以古代有一个成语叫"狗恶酒酸"，大意是说从前有个人家，酒酿得很好，但他家看门的那条狗特别凶恶，以至于买酒的人因为怕狗，都不敢来了，于是酒放着放着就变酸了。

当我们形容一种酒好喝的时候，就会说这种酒很醇厚，或者很醇。醇的意思是不酸不甜，所以如果你喝黄酒喝出了甜味，那这种酒就做得不正宗。

如果酒没有发酵到一定的程度，糖没有完全转化成乙醇的话，这时候的酒喝起来就是甜的；如果发酵过头了，味道就变酸了。只有发酵得正好，不酸不甜才可以叫作醇。

古代的酒为什么叫有灰酒？原来古人发现用草木灰把酒过滤之后（草木灰是碱性的），酒的酸味儿就可以去掉了，所以把正宗的、醇厚的酒叫有灰酒。

用无灰酒泡动物类的药效果最好

没经过草木灰过滤，还保持着酒味儿，但是微微带点儿酸的无灰酒，是最适合泡药的酒。古书上一般都是用无灰酒

酒酿出来本来是具有酸、碱双重属性的，如果把握不好分寸的话，酿出来的酒第一天还是酒，第二天就变成醋了。

醇的意思是不酸不甜，所以如果黄酒喝出了甜味，那这种酒就做得不正宗。

没经过草木灰过滤，还保持着酒味儿，但是微微带点儿酸的无灰酒，是最适合泡药的酒。

来泡药；而且无灰酒泡的药，一般以动物类的药居多。

如何泡药酒——慢慢泡，把药材打散

因为很多动物的蛋白质是不好溶于水的，要想吸收动物的药性，更好地利用动物的药性，有以下几种方法：

一种是和炖肉一样的方法，慢慢炖。

还有一种方法就是直接把药材打散。有些药材比如全蝎、蜈蚣煮了之后也没什么效果，而且把它们煮熟了，药性也就没了。所以吃蜈蚣、全蝎最好的方法就是打成散，直接吃。面瘫或者"久病入络"——病已经扩散到了很细的经络当中，只有靠吃打成散的药来治。

吃蜈蚣、全蝎最好的方法就是打成散，直接吃。

泡药酒有什么讲究

第一，药酒不能被灼热逼烤，房间内不能长期处于高温状态。

第二，药酒不能被阳光直射，所以泡药酒的瓶子一定要是暗色的，不能让阳光照进去，因为酒精太容易挥发了。

（4）补四脏的泡酒药有哪些

我们用酒泡的一般都是一些阴质、黏厚的药材，这样的话，酒的阳就可以平衡药材的阴，达到一个最好的效果。

年纪比较大的人，每天自己喝点儿药酒，还会有调养、滋补的效果。我们现在一般泡的东西都偏于补四脏。

我们用酒泡的药物一般都是一些阴质、黏厚的药材，这样的话，酒的阳就可以平衡药材的阴，达到一个最好的效果。

比如身体虚损，要补肺，一般就用蛤蚧（蛤蚧治喘的效果特别好，尤其是蛤蚧的尾巴）来泡药酒喝。

要补肝，就喝鹿茸泡的药酒。现在，一般的药店里都挂着一个招牌，写上"参茸"，"参"就是人参，"茸"就是鹿茸。

我的一位朋友给我发短信说："现在的药商太黑了，我妈在老家抓的药十二块钱一副，到上海就变成了三十多块钱。难道同样的药，换了地方，药效也不一样了？"

一块钱一克的人参也有，一百块钱一克的人参也有。你要哪个？所以现在的药材真是差别太大，最贵的野山参比金子都贵。

而那些觉得活着没意思的人，则需要补心气，可以用点儿枸杞、肉苁蓉、锁阳等药材来泡药酒喝。

觉得活着没意思的人需要补心气，可以用点儿枸杞、肉苁蓉、锁阳等药材来泡药酒喝。

很多人说肉苁蓉长得像男根，所以就认为它有壮阳的作用，其实不然，肉苁蓉是补心气的。有人说，补心气还可以用阿胶、鸡子黄啊，但是又想吃素又想补心气的人就得用肉苁蓉。

肉苁蓉是补心气的。

锁阳和肉苁蓉一样都是生长在沙漠里面的。

有很多人说枸杞子是补肾的，其实是用来催欲的。

我治疗过一个因为车祸左耳失聪的孩子。他第三次来找我的时候说："我好像跟别人活在不同的世界里面，别人的事情似乎总与我无关，感觉我跟这个世界完全不搭。"

还有一个老太太说，她感觉自己就像没魂儿了似的。

以上这些人就需要补心气。

补肾就要用一些牛鞭、狗鞭、鹿鞭之类的药来泡药酒。

其实，是哪种鞭不重要，重要的是要带着动物睾丸的那种鞭，才有补肾的效果。没有睾丸，只有鞭，充其量也就是一个催欲剂，也是入心的。

有没有补脾的药酒呢？没有！因为酒就是克脾的。所以当有人再打着中医的幌子，向你吹嘘他的药是补脾肾的时候，你就知道这是骗人的了。因为，补脾就会克肾，是"以子之矛，攻子之盾"，所以他说的话必然是假的，他自己也可能不清楚那个药到底是补什么的。

记住，没有补脾的药酒，所有的药酒，几乎都是入其他四脏的。

我觉得，中医到最后，应该做到可以用自己的理论自圆其说。

（5）用什么药酒来调治宫寒、性冷

喝药酒是不分男女的，特别是治疗一些严重宫寒不孕的人，服用药酒是非常有效的方法。

很多宫寒不孕的患者去医院做检查，西医就会说输卵管堵了，排卵不畅了；而中医认为人的身体有自己疏通排卵系统的本能，关键在于患者自身有没有疏通排卵系统的力量，或者说这种力量能不能到达输卵管。

所以，酒入肝经的话，是可以帮助我们治疗很多顽疾的。一个很具有代表性的是，可以治疗性冷。

所以当有人性冷的时候，你可以给他喝点儿鹿茸泡的药

有没有补脾的药酒呢？没有！因为酒就是克脾的。

我觉得，中医到最后，应该做到可以用自己的理论自圆其说。

喝药酒是不分男女的，特别是治疗一些严重宫寒不孕的人，服用药酒是非常有效的方法。

酒。但鹿茸比较贵，稍便宜一点儿的也可以用鹿角胶。如果你觉得鹿角胶还有点儿贵的话，还可以用鹿角霜（把鹿角熬制鹿角胶后剩余的骨渣），功效比前两个差一点儿，但是意思到了，还是可以起到药引子的作用的。当然，效果最好的还是鹿茸，还有一种治疗性冷效果很好的药就是鹿血酒。

除此之外，还有两种药是植物药，也可以用来泡酒治疗性冷。一种是仙茅，另一种是仙灵脾。这两种药都是入肝经的、温性的，浅表的能治风湿痹痛，重的能治肝血不通畅，或者肝里面阴寒凝滞。

仙灵脾又叫淫羊藿（羊吃了这个东西会不停地交配），性冷无欲的人，吃了之后，效果也是比较好的。

仙灵脾又叫淫羊藿（羊吃了这个东西会不停地交配），性冷无欲的人，吃了之后，效果也是比较好的。

157

2.酒无美恶，过则为灾

（1）老是喝太多高度酒，可能会"销铄骨髓"

如果一个人总喝高度酒，一喝就喝很多的话，最后就可能会得脊髓空洞，大脑、小脑萎缩一类的骨髓病——"销铄骨髓"。

因为，酒里的那种阴中之阳的火气，会把我们的阴液烧干。所以每当我们酒喝多了，半夜醒来就会感觉像辛弃疾说的"咽如焦釜，气似奔雷"（釜是古代煮饭用的锅，"咽如焦釜"就是喝完酒之后，咽就如烧焦了的锅一样；"气似奔雷"是说打鼾的声音很大，像打雷一样）。

酒里的那种阴中之阳的火气，会把我们的阴液烧干。所以每当我们酒喝多了，半夜醒来就会感觉像辛弃疾说的"咽如焦釜，气似奔雷"。

（2）酒的度数越高，火性就越大，对胃的伤害也就越大

黄酒的酒精度数一般在十二度到二十度之间，比啤酒的度数要高。

而我们现在喝的白酒，又叫蒸馏酒，是在元末明初才有

的，这种酒最伤人的阴血。

酒喝多了就会中热毒，而白酒经过蒸馏之后又比黄酒更烈，所以李时珍对白酒的评价是"最伤阴血的酒"。

什么叫蒸馏酒？意思是水还没开的时候，酒就先变成气，跑出去了（因为酒精的沸点比水要低）。蒸馏酒是怎么出来的？在黄酒下面放一个酒精灯，然后旁边接一个冷凝管，接出来的第一锅就是浓缩的白酒（蒸馏酒），第二锅就是二锅头，剩下的就是水了。

所以你跟人喝白酒就要先把白酒烫一下，举杯的时候再摇几下，然后再喝，这样中的毒就会少一点儿。

现在很多酒不是纯粮食酒，全是勾兑出来的，低度酒大约是三十八度，二锅头是五十六度。

请记住，酒的度数越高，火性就越大，对胃的伤害也就越大。

基本上，酒是补肝火、泻脾胃阴液的。因此，肥胖的人，胃里面黏膜丰厚、痰饮比较多的人，喝点儿白酒是有好处的，可以泻脾的痰湿。但如果是那种本身就很瘦，胃黏膜又比较薄的人，再喝高度数的白酒，就等于是火上浇油了。

（3）为什么说"酒是色媒人"

我们经常说酒是色媒人，或者说酒能乱性，这是因为**酒有一个好处，就是能破除人后天强迫的意识，而与人的意识**

我们现在喝的白酒，又叫蒸馏酒，是在元末明初才有的，这种酒最伤人的阴血。

喝白酒就要先把白酒烫一下，举杯的时候再摇几下，然后再喝，这样中的毒就会少一点儿。

请记住，酒的度数越高，火性就越大，对胃的伤害也就越大。

相关的脏器就是脾。

有些人平时活得太拘束、太强迫了，但是三杯酒下肚，就会原形毕露，本性就会得以释放。很多人特别馋酒，就是因为白天所受的约束、压力太大。

很多日本人下班后都会去泡居酒屋，这也是因为他们白天戴着面具，活得太累了。

酒虽然有它可爱的一面，能入肝、泻脾，能把人戴的假面具掀掉，但如果因为没有约束、过度释放天性而忘记了作为人最起码的人伦道德，就会出现酒后乱性的现象。所以，如果你"以酒为浆，以妄为常，醉以入房"，就要坏事儿了。

酒属木，木生火，酒喝多了就会催出来心火；所以酒本身就是催欲剂，就是壮阳的东西。

（4）听中医的话，多喝黄酒

"物无美恶，过则为灾"，谁也不能说喝酒一定是好的，谁也不能说喝酒一定就不好，因为每个人的肝和胃的平衡关系是不一样的。

请一定记住，酒是补肝、泻脾的，酒的度数越低，补肝的能力就越差，对脾的伤害就越小。如果你喝的是醪糟或者是米酒（就是浆）的话，既能滋养脾胃，也能解渴。

尽量不要喝啤酒，因为啤酒的阴寒之气太重。而且那种阴寒之气会渗到所有的三焦之间，喝着喝着肚子就大起来了，慢慢就变成我们现在所说的"啤酒肚"了。

很多人特别馋酒，就是因为白天所受的约束、压力太大。

酒属木，木生火，酒喝多了就会催出来心火；所以酒本身就是催欲剂，就是壮阳的东西。

请一定记住，酒是补肝、泻脾的，酒的度数越低，补肝的能力就越差，对脾的伤害就越小。

尽量不要喝啤酒，因为啤酒的阴寒之气太重。

中医提倡喝什么呢？要喝就喝一点儿味道醇香的黄酒。酒量大的、想多喝几杯的人，可以在酒里放个话梅；酒量小的人可以在酒里加点儿姜丝，而且还要喝温酒。因为如果我们所喝酒的温度低于人体体温，胃里就会感觉到凉，这样胃就需要给酒进行加温。

所以，喝温酒不伤胃，喝凉酒是最伤胃的，而且先伤胃，之后就会伤心——这些都是中国人几千年总结出来的宝贵经验。

 喝温酒不伤胃，喝凉酒是最伤胃的；而且先伤胃，之后就会伤心。

第八章
你会"消""化"食物吗
——使用水、油、火的智慧

　　古人说，"顺其性曰德"，如果把食物烹调好的话，就是很好的德；如果烹调得不好、不恰当，就是不好的德了。

　　总体来说，消表示的是量变，同一种物质的量减，也就是所谓的物理变化。而化的意思就是转化，质的变化，新的物质的化生。

1.食物为什么要烹

（1）你把食物烹调好的话，就是很好的德——"顺其性曰德"

什么是烹？烹是对食物人为的加工，这是一个广义词。

不知道大家有没有注意到，所有有四点底的字（比如人体三焦的"焦"，元炁的"炁"），都与火相关；所有以两点水、三点水为偏旁的字，都与水相关，只不过有的字经过演变，没有那么容易被看出来了。

很多人认为人为加工的食物就不是道法自然了，所谓道法自然就应该茹毛饮血——直接抓来只兔子就啃，抓来只羊就吃，其实这是一种对道法自然认识的误解。

古人说，"顺其性曰德"，如果把食物烹调好的话，就是很好的德；如果烹调得不好、不恰当，就是不好的德了。

古人说，"顺其性曰德"，如果把食物烹调好的话，就是很好的德；如果烹调得不好、不恰当，就是不好的德了。

（2）什么是"消"，什么是"化"

那么对食物进行人为加工的目的是什么呢？人为加工有以下几个目的：第一，可以帮助我们消；第二，有助于我们化（此外还包含了除秽、去毒、除恶等目的）。

那到底什么是消，什么又是化呢？

"消"字发音同"小"，是削减、减小的意思，表示有形的物体体积的减小，也用于描述无形的物质、能量、时间的减少。

"消"字在《黄帝内经》中使用很广泛，比如形容脑髓、骨髓减少。"消"也形容人体消瘦，还用来形容有形或无形病邪的消失。我们这里所说的"消"是《黄帝内经·灵枢·师传》中"胃中热则消谷"，《黄帝内经·灵枢·大惑论》中"谷消故善饥"，和《黄帝内经·灵枢·经脉》中"其有余于胃，则消谷善饥"里说的胃对食物的消解功能。

总体来说，消表示的是量变，同一种物质的量减，也就是所谓的物理变化。消到了极处，就是消失、消散、消亡、消灭。但是根据物质不灭、能量守恒的原理，这种量变导致了质变，化也就应运而生了。

而化的意思就是转化，质的变化，新的物质的化生。我们常说的"天地造化""化腐朽为神奇""化干戈为玉帛""庄周化蝶"就是这个意思。

就消化而言，大块儿的肉，成条的面，成颗粒的米，硬脆的蔬菜、水果，经过我们的口腔咀嚼、胃的研磨，形成了

人为加工有以下几个目的：第一，可以帮助我们消；第二，有助于我们化。

总体来说，消表示的是量变，同一种物质的量减，也就是所谓的物理变化。

而化的意思就是转化，质的变化，新的物质的化生。

165

乳糜，这就是消的过程。但当食物经过胃的研磨、消解、搅拌之后，就被送到了小肠（小肠又称赤肠，是受盛之官，化物出于此）。胰脏分泌的胰液和肝分泌的胆汁注入十二指肠，手太阳小肠为酶的工作提供了合适的温度，使得化的工作得以顺利进行。食物经过酶的作用重新组合，变成人的组织的时候，这个过程就被称为"化"了。

通过烹调可以把食物中对人体有害的东西都去掉；通过对食物的加工，能减少我们因消化食物而损耗的元气。

那节省下来的元气都去干吗了？我们可以用来炼精化气、炼气化神。

人学会烹调之后，才可以和其他动物区分开来，改变"茹毛饮血"的状态。

通过烹调可以把食物中对人体有害的东西都去掉；通过对食物的加工，能减少我们因消化食物而损耗的元气。

人学会烹调之后，才可以和其他动物区分开来，改变"茹毛饮血"的状态。

2.帮助身体消的方法有哪些

（1）改刀：切菜之道

什么是改刀？这是中国烹饪专业术语，就是切菜。是将蔬菜或肉类用刀切成一定形状，或是用刀把大块儿的原料改小或改形状的过程。

改变食物形状的目的是为了省牙（减少了牙齿对食物的咀嚼次数）、便于吞咽，而且还可以保护胃黏膜，从而也就节省胃消食物所耗费的元气。

另外，人吞咽是有节奏、有幅度的，如果食物被切得很细，但是被切成了一个长条，就会使我们食道肌肉蠕动的幅度被拉长。由于我们食道肌肉本身蠕动的幅度没那么长，所以我们吃下去的食物就会难以消化。而改刀的目的就是把食物改成适合我们咀嚼、吞咽并且往下传送的形状。

其中最为典型的改刀就是针对蔬菜的。因为有些蔬菜的纤维特别长，有些蔬菜的纤维还特别粗，如果不进行改刀的话，就会在吞咽时出现困难。

对肉类的改刀，要根据肉的鲜嫩程度、纤维的含量来决定怎么改。

在民间，切肉有个讲究，叫"横切牛羊顺切猪"。猪肉

最为典型的改刀就是针对蔬菜的。

在民间，切肉有个讲究，叫"横切牛羊顺切猪"。

嫩，可以顺着切；而牛羊肉的纤维比较粗、比较老，所以必须得横着切断，这样切出来的肉才会好吃。不然的话，要么会塞牙，要么就是吞咽不下去，即使吞咽下去了也不消化。

但现在，我们吃的牛羊肉都很少存在这类问题了，因为我们现在吃的肉越来越嫩。这首先是饲料的问题，还有就是现在的肉里普遍都会加入嫩肉粉（尤其是在外面吃的肉），所以现在的肉，色泽越来越红润。

因此我建议大家尽量少去外面吃饭，而且在外面吃饭还有一个问题，就是众所周知的地沟油问题。尤其是那种低成本的小吃店，我们算一下成本就可以知道，如果用好油，扣除房租和人工费等费用，他们必然是赚不到钱的。

> 我建议大家尽量少去外面吃饭，而且在外面吃饭还有一个问题，就是众所周知的地沟油问题。

（2）研磨：为了省牙

大家都吃过豆子，所以一定也知道豆子吃起来是比较费劲的，可就是想吃该怎么办呢？比如我们想要吃蚕豆、豌豆（写《窦娥冤》的关汉卿曾自称是"蒸不烂、煮不熟、捶不扁、炒不爆、响当当一粒铜豌豆"）等一些比较坚硬的食物的话，就可以通过研磨加工。

所以，早在古代，聪明的古人就发明了磨，用来研磨较硬的食材。还有捣东西的杵、钵等，目的都是为了省牙。

研磨能改变食物的物理结构，但是改变不了它们的化学结构。所以，虽然喝豆浆比吃豆子好消，但还是不好化（比

> 早在古代，聪明的古人就发明了磨，用来研磨较硬的食材。

如，有些人消化不好，不能喝牛奶，于是就喝豆浆，其实他们应该喝的是粥）。

（3）拍（或者捣、捶）：为了取汁

拍黄瓜和切黄瓜都是改刀，二者有什么区别呢？为什么它们吃起来的味道不一样呢？

拍黄瓜相当于我们取汁，所以味道会更加浓郁，更容易被我们感觉到。而且，如果你买到的真是应季黄瓜的话，会闻到黄瓜的那种清香味儿。而切黄瓜只是简单地把黄瓜分成段儿，因此味道就没有那么容易被我们感觉到。

另外，金属刀切的东西总是有味儿的，会影响到食物的口感。现在，很多地方用的是竹刀，还有陶瓷刀，我个人比较喜欢用竹刀。

有一次我请朋友们吃西瓜（吃西瓜有个讲究就是，如果你吃西瓜后排尿过频，或者眼睛涩的话，往西瓜上撒点儿盐再吃就好多了），结果朋友吃了之后问我："徐文兵，你家切西瓜的刀是不是没洗啊，怎么一股咸味儿？"我说："不是没洗，是撒了盐。"

还有，拍的蒜和捣的蒜，吃起来的味道和切的蒜的味道也是完全不一样的。

总之，如果我们活得精细的话，自然就可以找到很多助消之道。

> 拍黄瓜相当于我们取汁，所以味道会更加浓郁，更容易被我们感觉到。

> 如果我们活得精细的话，自然就可以找到很多助消之道。

3.会吃的人要懂焯、煮、蒸之道

（1）要想好好化食物，离不开水、油、火

古人吃肉，都是用大鼎来煮，那鼎大得整头鹿或者牛都能放进去，煮熟之后再分盘，切好了给大家吃。比如，《水浒传》里的梁山好汉经常说"切十斤牛肉来"（即使古代的计量单位跟我们现在的不同，但是也绝不算少的，况且还是牛肉。而那个时候的牛肉也不像现在的牛肉那样容易消化，真不知道他们是如何消化掉的）。其实，要想很好地帮助身体化掉食物，可以借助于水（焯、煮、蒸）、油（煎、炸、烹、爆）、火（炙、烧、烙、炮、焖），让食物里面的蛋白质变性。让它们该分解的分解，该凝固的凝固，从而节省我们身体化它们所需的元气。

（2）化食，为什么要借助于水

帮助身体化食，为什么要借助于水呢？因为，水的沸点是一百摄氏度，继续加热就变成水蒸气了。所以一般吃

蛋白质、脂肪含量较低食物的时候，借助于水就可以达到助化的目的了。

（3）吃蔬菜有哪几种常用的加工方法

蔬菜加工方法之一：焯

很多人吃青菜会用热水焯一下，其实这样一来青菜里含有的维生素等营养物质就会被破坏掉一部分了，所以有的人就会吃生的青菜。这样营养倒是一点儿都没丢失，但可能会吃什么拉什么。

所以吃青菜最好的办法就是先用热水焯一下，然后马上再用冷水过一下。这样虽然纤维素被破坏掉了，但是却可以尽量多地保留青菜里面的营养物质，同时也可以很好地被人体吸收。

吃凉拌西红柿前，也可以先把西红柿焯一下，然后把皮儿剥掉，拌点儿糖就可以吃了。如果直接用生西红柿做，首先口感比较生硬，其次如果西红柿没有洗干净，上面还有残留的农药，就会危害人的身体。

蔬菜加工方法之二：煮

煮是把食物放在水里面长时间地加热，比如，有些餐饮店的招牌就是煮物。但是有一点请大家记住：当菜和肉类在一个锅里煮的时候，一定要先放肉后放菜，不然的话，那一锅东西会很难吃的。

吃青菜最好的办法就是先用热水焯一下，然后马上再用冷水过一下。

当菜和肉类在一个锅里煮的时候，一定要先放肉后放菜，不然的话，那一锅东西会很难吃的。

蔬菜加工方法之三：蒸

蒸的食物一般都是块茎类的，比如山药。

　　蒸，就是利用水蒸气来加热食物，比焯和煮的温度更高，因此更能够达到助消化的效果。蒸的食物一般都是块茎类的，比如山药。当然如果把山药切得特别细，然后焯一下，再凉拌着吃也可以。但是如果是大块的山药、南瓜、红薯、胡萝卜……就得用蒸的了。有些人一吃块茎类的东西，嗓子就难受、容易上火，他们就适合蒸或者煮着吃这些食物。

有些人一吃块茎类的东西，嗓子就难受、容易上火，他们就适合蒸或者煮着吃这些食物。

4.吃油最好吃天然油（胡麻油、猪油）

（1）但凡好吃的东西，产量都比较低

我的师父裴永清从很多年前开始就已经不吃油了，然后他跟我说："文兵，你清理过下水道没有，你看那些油腻、污垢结在那儿，多恶心呀！"说得我当时也很恶心，但是后来我该吃还是得吃。因为我们岁数不一样，他都六十多了，我才四十多，还是需要吃肉的。

说到油，我发现西方的饮食有个特点就是，有点儿简单粗暴、走极端。要么就是生的，要么就烤得跟焦炭似的，中间是没有过渡缓冲的。

缓冲是什么呀？缓冲就是我们所说的过油。过油不至于让食物像火烤的那样焦，也不会像水煮的那样口感不脆。所以过油是我们中国菜的一大特点。

现在，人们用的几乎都是混合油，而我建议最好用一些非混合油、天然油。

以前我们用的植物油，最好的就是胡麻油（胡麻产量特别低，而且燃点比较低）。胡麻生长在山西（晋北）一带，它是一种耐旱、耐寒的植物。胡麻籽儿特别小，以前农村里

缓冲是什么呀？缓冲就是我们所说的过油。

现在，人们用的几乎都是混合油，而我建议最好用一些非混合油，天然油。

面的人，没有农活儿的时候，不嗑瓜子，而是嗑胡麻籽儿（瓜子有胡麻籽儿十倍大）。如果生吃的话有点儿苦，稍微炒一下就特别香，大家就嗑胡麻籽儿打发时间。

一般好吃的东西，产量都比较低，而且它的油温没有混合油那么高（如果高到一定程度就会冒烟儿了）。

胡麻油的特点就是烟大，所以现在很多人讨厌用胡麻油做菜，因为这样抽油烟机就得经常清洗。

但凡是好吃的东西，没有不费事儿的，而且经常吃胡麻油还能降血压。

一般好吃的东西，产量都比较低。

但凡是好吃的东西，没有不费事儿的，而且经常吃胡麻油还能降血压。

（2）谁说吃动物油对身体不好

再说动物油。中国人几千年来吃的动物油几乎都是猪油（中国人也将其称为荤油或者大油，它是由肥猪肉提炼出的，初始状态呈微黄色半透明液体的食用油，低温状态下会凝固，变成固体；高温状态又会变为液体），比食用植物油的人要多很多。而且几千年来我们都是这样吃的，很少听到有人患脂肪肝之类的疾病。然而混合油出现之后，就开始有了各种之前甚至都没有听说过的疾病。

之前，在跟我爸学做饭的时候，我爸告诉我一个秘诀，就是怎样做出来的鱼才会特别香？先把肉丁（如果有板油的话最好用板油，板油是猪油的一种，猪肉里面，内脏外面成片儿、成块儿的油脂。这是猪油最集中的地方，出油率高、油渣少，一般加工后作为工业用油或用来做糕点等）干煸了，炼出油之后，可以把肉丁捞出去，也可以留着，然后再把炸好、煎好的鱼放进油里。这样做出来的鱼的味道，是用现在的那些混合油所无法企及的。

有一次我们去凯宾斯基饭店，点餐的时候，一位德国领班站在旁边。当他看到我们点了很多，仍然意犹未尽时（因为我的饭量是比较大的），就说："先生，你们点的餐足够吃了！"我当时觉得他还真替我们着想，然后就没有再点下去。结果等端上来一看，都是一大盘一大盘的肉，而且那肉还特别厚，还有极其粗的香肠，我当时看着都有点儿被吓到了。然后我的德国学生还要了冷啤酒。之后他一边儿吃着肉，一边儿喝着啤酒，而我就在旁边愣愣地看着。

我比较喜欢吃那里的外形像午餐肉一样的食物，它是用来抹在面包片儿上吃的，是用猪油做的，特别香。

猪肉这个东西是最解馋的，比如有时我们明明已经吃饱了，但心里还想着猪肉的味道，琢磨着吃猪肉。

所以我建议大家平时还是费点儿心思，炼点儿板油在家里存着，炒菜的时候或者炒饭的时候都可以用。这样的油吃着才美味，对我们的身体也才最好。

我记得特别清楚，在我小的时候，我家灶台边上有一个坛子，里面满满一坛子乳白色的、凝脂般的猪油。取一块儿放在锅里，看着它慢慢化掉，放点儿葱、姜末稍稍翻炒一下，然后放入菜一起炒。这样做出来的饭菜特别可口，直到现在我对那个味道仍然记忆犹新。

猪肉这个东西是最解馋的。

我建议大家平时还是费点儿心思，炼点儿板油在家里存着，炒菜的时候或者炒饭的时候都可以用。

175

（3）现在的很多混合油都是调出来的

　　混合油是由国外的一家销售公司向中国推荐的，他们以某些科学家的言论为后盾，大肆鼓吹混合油的好，并宣传动物油的不好，以至于最后大家不敢吃动物油了，都去买混合油。

　　大家可以观察一下，炒完菜之后洗锅，是用猪油炒菜的锅好洗，还是用混合油炒完后的锅好洗？混合油里面混合了很多东西，都是调出来的。而且现在很多食物都是转基因的，而转基因的食物对人体是有百害而无一益的。

现在很多食物都是转基因的，而转基因的食物对人体是有百害而无一益的。

5.会吃的人要懂煎、炸、烹、爆（炒）之道

（1）煎、炸有道

什么叫煎？高温，浅油、薄油，不浸过、不漫过才叫煎。比如煎鸡蛋、煎鱼、煎饼，酥了黄了再换另一面儿。好处在哪儿？在于省油。

我小的时候，每个人手里的东西都是限量的，包括油。当时我们做鱼都是用煎的，尽管用油量不大，但是味道照样很好。

什么是炸？炸的意思是要让油漫过你所做的食物。煎炸的特点是：经过高温把食物里面的水分全部榨干了——"虚其心，实其腹"，这样才可以入味儿。比如，生鱼不经过煎或者炸，要入味就很难了。当然也可以在前一天把鱼切成段儿，然后用黄酒之类的料去腌透了，但是这样味儿渗入得也不会很深。

所以煎炸的目的是什么？先把食物里面的水给弄干了，然后新的东西才可以进去。另外，经过油煎炸后的食物，能产生一种很香的味道。

什么叫煎？高温，浅油、薄油，不浸过、不漫过才叫煎。

什么是炸？炸的意思是要让油漫过你所做的食物。

煎炸的目的是什么？先把食物里面的水给弄干了，然后新的东西才可以进去。

177

（2）烹：逢烹必炸

什么叫烹？什么叫逢烹必炸？就是说，凡是要烹的食物都是事先炸过的。先炸了之后，再把调好了味道的汁儿和炸过的东西一起放进去，这样能充分把调料和食物本身配合的价值发挥到极致。比如做干烧鱼，先把鱼炸好了，然后把那些汁儿、料调好了，再倒进锅里，这样鱼就可以充分入味儿了。刚炸完的鱼就像嗷嗷待哺的孩子，只要有点味儿，很快就能吸收进去。

（3）爆（炒）：用油保证食物鲜美本味最快的一种方式

爆（炒），是油加工里面使用油温最高、操作速度最快的一种方式，有时候锅里甚至都能起火。

另外，凡是需要爆的食材都比较嫩，如果你用煎或者炸的方式，最后会使食材嚼不动。比如腰花、猪肝这些比较嫩的东西，如果用煎或者炸的方式，最后都会变成硬块儿。我们常吃的像宫保鸡丁、酱爆鸡丁，都是采用的这种方式。

6.会吃的人要懂炙、烧、烙、炮、焖之道

（1）烹制肉类食物不要油上加油

过火是我们吃一些肉类时最好的一种烹制方法。为什么呢？因为肉本身就含有油，如果你在做菜的时候再加点儿油，就有点儿油上加油了。所以这时候就应该直接用火把肉里面的油先炼出来，用它本身的油来煎它自己的肉，"原汤化原食"。

过火是我们吃一些肉类时最好的一种烹制方法。

（2）烤：其实叫炙

我们现在吃的烧烤，其实叫炙，就是烤肉——把肉直接放在火上，利用火焰或者向上的火性来烤肉。

在《易经》里，肉是阴，火是阳，炙就是泰卦（阴阳和合）的意思。韩国炭火烤肉还是烤，虽然隔着铁丝网，但相当于还是直接用火加热。

比如我们在吃韩国烤肉的时候，先烤出来的是血水，再烤一会儿就开始渗油。半焦不焦的时候，稍微有点儿发黑，这个时候吃最好，而且半焦不焦的东西是最好的化食药。

我们现在吃的烧烤，其实叫炙，就是烤肉——把肉直接放在火上，利用火焰或者向上的火性来烤肉。

我有一位朋友，是一位很牛的女博士，有一天我请她去烤肉店吃饭，结果她吃了十多块，然后停下筷子跟我说："徐大夫，我吃牛排也就吃一两块，为什么吃这个能吃这么多？而且我觉得自己还能吃一些。"我说："你吃牛排是烤几分熟？牛排一般是越吃越腻。但吃烤肉就不一样了，烤肉是把肉里面的油、水全沥干了，而且还稍微带点儿苦味儿，就相当于一边儿吃着肉，一边儿吃着消食药，当然能吃很多了。"

所谓脍炙人口，炙就是烤肉，脍就是生鱼片。但是现在很多人却不知道，认为生鱼片源于日韩，其实早在《论语》里孔老夫子就说："食不厌精，脍不厌细。"里面的脍就是指生鱼片。可见，很久以前先人就开始食用生鱼片了。但是，请记住，脍吃一两片儿就行了，炙可以多吃。

> 所谓脍炙人口，炙就是烤肉，脍就是生鱼片。

（3）烧：把东西放到火里

烤是把东西放在火上，用的是火的热力。那什么叫烧呢？烧是把东西投入火中。东西在火里，就叫烧。

> 什么叫烧呢？烧是把东西投入火中。

我们原先吃猪蹄，要去猪蹄上的毛，就会拿双铁筷子夹着猪蹄，把它放到火里去燎它的毛，这就是烧。

（4）烙：火隔着铁器对食材进行加热

> 东西放到火边、炉边叫烤，而隔着一层铁器放到火上，那叫烙。

东西放到火边、炉边叫烤，而隔着一层铁器放到火上，那叫烙。

提到烙，有一个词大家应该都听过——炮烙，是商纣王时期用于镇压反抗者、惩罚犯人而采取的一种残酷的刑罚。（炮烙就是在铜柱上面涂油，下面用炭火烧，使铜柱发热，然后让有罪之人贴紧铜柱，最终人要么被铜柱烫死，要么坠入炭火中被活活烧死。）

烙是火隔着铁器对食材进行加热，我们把食材放在铁器锅里、鼎里……这些都是隔着一层的，而不是直接接触火的，比如烙饼就是这样。

（5）炮：隔着砂、泥土把东西弄熟

什么叫炮？中药制作里有一个过程叫炮制。举个例子，炒瓜子的时候，如果我们直接把瓜子放在铁锅里炒，就很容易把瓜子炒焦；而如果我们掺着砂子一起炒，瓜子就不容易焦了。

炒花生、炒栗子也都是同样的道理。我们买现炒的栗子时，经常会看到卖栗子的人翻炒着一锅带有砂子的栗子。

所以，炮就是隔着砂、泥土把东西弄熟了。这就是人运用自己的聪明才智，把火的波幅和波长改变了。

最有意思的炮出来的美食要数"叫花鸡"——江苏常熟的传统名菜。相传江苏一带有一个叫花子，某天偷鸡之后一无炊具，二无调料。无奈之下，他将鸡杀死后，去掉内脏，糊上泥巴，找了些枯枝、松叶生起了火，然后把鸡放入火中

炮就是隔着砂、泥土把东西弄熟了。

181

煨了起来。待泥干鸡熟后，剥去泥壳，鸡毛也随泥壳脱去，露出的鸡肉芳香扑鼻，闻之令人垂涎欲滴。

（6）焖：到底要不要盖锅盖

什么是焖？你去吃两道很有名的菜——红焖羊肉、铁锅焖面就大概明白了。

焖有两种：一种是盖着锅盖焖，一种是不盖锅盖焖。盖着锅盖焖好理解，因为我们现在见到的焖，基本都是盖着锅盖的。而不盖锅盖的焖，可能很多人从来都没见过。

我小时候那个年代，人们经常会吃一些不盖锅盖焖的东西，尤其是小孩子。做法是先在地上生堆火，等快烧完了的时候，把带皮的土豆、玉米（完整的，不切开）放进火灰里，然后用一张纸片儿轻轻地不时扇一扇。等闻到了土豆或者玉米的香味儿的时候，就代表焖熟了。这时从灰里取出来，赶紧拍拍，恨不得一口就吞进肚子里。

焖不是靠隔着硬的东西（如石头、沙子等），而是借助软的土地介质，采取不透气的方式来把食物给弄熟。

所以用水、用油、用火烹制食物的目的都是为了化。

什么是焖？你去吃两道很有名的菜——红焖羊肉、铁锅焖面就大概明白了。

焖有两种：一种是盖着锅盖焖，一种是不盖锅盖焖。

焖不是靠隔着硬的东西，而是借助软的土地介质，采取不透气的方式来把食物给弄熟。

第九章
你会吃酱、茶、酒、肉、蛋吗

在古人看来，酱是用于帮助身体化的好东西，吃饭不配上酱的话，很难消化。

当人的身体比较虚弱的时候，就会变得很敏感。

如果我们长期吃一种东西，就很容易出现偏的现象。

1. "不得其酱不食"：
豆豉、纳豆、酱豆腐（臭豆腐）、豆瓣酱等

（1）酱是帮助身体化的好东西

食材的加工目的是为了帮助人身体的消和化，在谈酱的重要性之前，首先请大家思考一个问题，切和割有什么区别？

横着截断叫切，顺着纹理切叫割，割是顺势而为。比如我们一般都会说"割块儿肉""把肉切开"。

孔子曾说："席不正不坐，割不正不食。"意思是说座席没有摆正，就不坐；割下来的肉不整齐，就不吃。

孔子还说："不得其酱不食。"什么意思？古人吃所有的饭都配着不同的酱。在古人看来，酱是用于帮助身体化的好东西，吃饭不配上酱的话，很难消化。

事实上，利用微生物来帮助消化食物，是我们中医或者中华文明的一大特点。

因为微生物是肉眼看不见的东西，但这不代表肉眼看不到的东西，我们就无法掌握它们的规律，无法利用它们来为我们服务。

在对微生物的运用上，就可以很好地体现出中国人的智慧。比如说豆子，因为豆子不好消，那我们就把它磨成豆浆；豆子不好化，我们就用卤水来点成豆腐——做成豆腐之后，有的人吃起来还是感觉噎得慌，胀肚子（只靠人体的消化酶或是消化液很难消化掉）。

那怎么办？

针对豆子和豆腐不好消化的问题，中国人发明了一些利用微生物把它们化掉的方法，比如通过制成豆豉、酱豆腐、臭豆腐、豆瓣酱（日本人吃的纳豆，也是人类对微生物的一种利用）等。

真正的好厨子做菜是不用酱油的，他们用的是酱，因为现在的酱油里面添加的非自然的东西太多了。

其实做菜是一门大的学问，但是我们这里不涉及它们具体是怎么做出来的，所以我们只需要知道如何去吃更好就可以了。

（2）哪些东西是酱

豆豉：不可或缺的一味中药

豆豉是中药里面不可缺少的一味药。比如现在很多人睡不着觉就是因为虚烦（什么叫虚烦？就是没人招他，没人惹他，他自个儿躺在那儿，就莫名其妙觉得烦）、虚劳（虚劳就是看着像没干什么，但是脑子里在快速运转）。

中医治疗失眠有一个很经典的方子——栀子豉汤。方子很简单，只有两味药，"炒栀子十四枚，豆豉若干，栀子豉汤主之"。大家了解之后可以尝试着给身边的人调调失眠的问题。

栀子有两种，一种叫生栀子，一种叫炒栀子。生栀子特别寒，是用来止血的——如果有人急性出血，就可以用生栀子。而炒过之后的栀子就没有那么寒了，但它还是苦的（苦的作用是可以泻心火），专治人的虚烦（如果是因为真的有事儿而烦的，是实火，就要用黄连）。如果要反佐一下，就可以加点儿咸的，而豆豉就是咸的，是发酵过的。所以现在一些人把咸豆豉给弄成淡豆豉——没味儿的豆豉，对人没什么用（现在有的中药店会说淡豆豉，这种说法是不正确的，是有违于《伤寒杂病论》本义的）。

请记住，熬出来的栀子豉汤一定是苦味儿要比咸味儿更重。如果熬出来的汤，咸味更重的话，就变成豆豉栀子汤了，患者服用后会更睡不着的。因为太咸了，就容易令人上火。所以，要想做到熬出来的汤的苦味儿更重，豆豉就一定要比栀子少。至于到底少多少，就要在熬制的过程中尝一尝，看它是苦的还是咸的，从而来把握这个度，这就是调味。

当了解了经方配伍的原则以后，你就可以知道中医是通过调味，调气，最终达到调神、把人身体的虚火给清掉的目的。

也许你会想，既然栀子豉汤里要用咸的，那为什么不用盐来代替豆豉呢？

古人也有方子用到盐的，但是用的是一种叫戎盐的盐，就是我们腌咸菜的时候，用的那种大粒儿盐。把这种盐用大

请记住，熬出来的栀子豉汤一定是苦味儿要比咸味儿更重。

当了解了经方配伍的原则以后，你就可以知道中医是通过调味，调气，最终达到调神、把人身体的虚火给清掉的目的。

火炒过之后，直接放进药里。

但是放盐有个问题，就是容易让人吐，而且盐里是没有微生物的。所以古人用豆豉肯定是有他们的道理的。比如我们炒菜用盐不用酱，味道能一样吗？

纳豆：味道特别臭，对肾特别好

纳豆的味道特别臭，但是纳豆补肾的效果是特别好的。纳豆是大豆经过发酵而形成的，大豆本身是不拉丝儿的，但是经过发酵变成纳豆，就变得拉丝儿了（杜仲也是拉丝儿的）。

现在有的人把纳豆做成纳豆素，开始提纯，但我还是觉得，要吃原汁原味的纳豆才好。

还有的人把纳豆做成了干纳豆，其实干纳豆也不如纳豆好。很多人开始不喜欢吃纳豆，慢慢吃多了，习惯了，也上瘾了（就像豆汁儿和榴莲），就喜欢上了那种味道。最后甚至可以用一碗白米饭拌着纳豆吃。

酱豆腐、臭豆腐：特别有助消化

吃豆腐的质感，和吃酱豆腐（或者臭豆腐）的质感是完全不一样的，酱豆腐（或者臭豆腐）入口会让你有一种细腻入微、丝滑的感觉，这是因为微生物已经替我们消好、化好了。

豆腐经过发酵后，吃起来不仅没有消化的障碍，而且还能带动我们去消化其他的食物，特别是一些肉类。酱豆腐是豆子所制，水本身克火，豆子属于水，肉属于火。所以吃肉的时候，一定要吃点儿酱的豆类。比如我们做红烧肉的时候，一般会在里面加点儿酱豆腐，这样做出来的红烧肉，不仅很美味还有创意，而且很适合我们身体的需要。

> 现在有的人把纳豆做成纳豆素，开始提纯，但我还是觉得，要吃原汁原味的纳豆才好。

> 豆腐经过发酵后，吃起来不仅没有消化的障碍，而且还能带动我们去消化其他的食物，特别是一些肉类。

我出去住酒店，在吃早餐的时候，就总会吃一块儿酱豆腐；吃过之后，我会觉得这顿饭吃得很舒服。

那么臭豆腐比酱豆腐好在哪儿呢？其嗅腐。酱豆腐的入肾效果是不如臭豆腐的。臭豆腐跟纳豆几乎一样，不同的是日本人吃的是纳豆，我们吃的是臭豆腐。

做臭豆腐、酱豆腐跟酿酒一样，需要用到曲，所以酱豆腐最有助于消化的部分，就是酱豆腐外皮儿上的那层红曲。有的人吃酱豆腐的时候就会把那层红曲刮下来吃，而不吃剩下的那块儿豆腐，这样吃的绝对是行家。

豆瓣酱：平时多吃酱，生病少吃药

最有意思的要数豆瓣酱了，吃北京烤鸭用的是甜面酱，但是在东北吃烤鸭用的酱都是黄豆酿的豆瓣酱。

腐的东西不一定代表不好，腐分腐化和腐败，腐化好了就能做成酱。腐化好的酱极臭，而且衡量酱酿得好坏的标准是，看酱上面有没有绿毛（把酱晾干了之后，再拿出来，酱就变成了一坨，而且上面都是绿毛）。有一点必须注意的就是，做豆瓣酱的地方必须寒大于热，只有在这种地方才能做出来好的酱。

我的师父裴永清是黑龙江人，后来到了北京。他经常怀念老家的东北大酱，于是就在家里的阳台上酿了一缸豆瓣酱，结果做出来的酱根本没法吃。这就是因为他现在所在地方的气温不符合酿豆瓣酱所需要的条件（豆瓣酱里的微生物要想发酵，需要有适合它们生长的条件和环境。东北就具备这种条件，所以微生物可以发酵；而北京不具有这种条件，

衡量酱酿得好坏的标准是，看酱上面有没有绿毛。

做豆瓣酱的地方必须寒大于热，只有在这种地方才能做出来好的酱。

因此做出来的酱就没法吃）。

　　现在，朝鲜、韩国、日本都还保留着喝酱汤的习惯。尤其是韩国，韩国把它与参鸡汤一道并列为韩国的"国汤"。酱汤是用经过发酵的大豆，加入蔬菜、肉类及海味等煮制而成的。

　　酱汤以酱为主，主要原料就是大豆。在韩国、日本，人们甚至把酱汤视为"母亲的手艺"，可见它在人们心中的分量。米饭就着酱汤吃，是韩国日常餐桌上不可缺少的菜品。

　　秦国统一六国的时候，很多人为了逃难，经过朝鲜跑到了日本，同时也把中国的饮食（包括豆瓣酱）带了过去。其中，豆瓣酱深受当地老头儿、老太太的喜爱，但是年轻人接受不了，因为这种酱有一股臭味儿。

　　极其臭的东西反而有一种唤醒体内微生物生存发酵，帮助消和化的作用。现在韩国的大酱汤就是将豆瓣酱进行改良后制成的。

　　其实在温度较高的地方也是有豆瓣酱的，但是它们发酵的方法不一样。比如很有名的郫县豆瓣酱，它就是在酱里面又加入了辛辣的东西。而辛辣的东西本身就有消食的作用，所以四川人做川菜基本离不开这种豆瓣酱，比如我们常吃的鱼香肉丝等里面就用到了这种酱。而且四川人还离不开泡椒，泡椒不是鲜椒，也是经过发酵之后做成的。

　　酱的好处是数不胜数的，所以我建议大家平时一定要多吃一点儿酱。

极其臭的东西反而有一种唤醒体内微生物生存发酵，帮助消和化的作用。

在温度较高的地方也是有豆瓣酱的，但是它们发酵的方法不一样。

酱的好处是数不胜数的，所以我建议大家平时一定要多吃一点儿酱。

2.什么人喝什么茶

（1）身体变虚的时候人会很敏感

曾经，有一位朋友给了我一包龙井茶，我一直没敢喝。因为我一喝龙井茶就胃疼，喝完就得吃点儿姜或者喝点儿酒。

马未都曾说，他四十岁之前不知道红茶和绿茶有什么区别。四十岁之后，有一次到香港吃海鲜，把肚子吃坏了，拉肚子，从此就能分清红茶和绿茶了。

为什么？这是因为当人的身体处于正常状态时，能把寒性的东西变成热性的东西，也能把热性的东西变成平性的东西，所以在这种状态下，吃什么都不用很在意。而当人的身体比较虚弱的时候，就会变得很敏感。

当人的身体比较虚弱的时候，就会变得很敏感。

（2）杀青：保持茶叶的青绿和味道

做茶有道工序叫杀青，现在普遍被运用于影视作品的制作上。

茶叶里讲的杀青是绿茶、黄茶、黑茶、乌龙茶等的初制工序之一（其实跟我们用开水焯白菜是一样的，不同的是焯

做茶有道工序叫杀青，现在普遍被运用于影视作品的制作上。

白菜是在水中进行的），就是通过高温破坏和钝化鲜茶叶中氧化酶的活性，抑制鲜茶叶中茶多酚等的酶促氧化。蒸发鲜茶叶部分水分，使茶叶变软，便于揉捻成形。同时散发青臭味，促进良好香气形成的一种制茶步骤。其目的是保持茶叶的青绿和味道，不让其自身的酶继续工作。因为，茶叶自身的酶就像成长激素一样，会让茶叶逐渐变黄、变老。而经过高温的处理，氧化就停止了，就叫杀青。

不知大家知不知道一个叫"汗青"的词语，在南宋著名爱国诗人文天祥的《过零丁洋》中，有这样两句脍炙人口的诗句："人生自古谁无死，留取丹心照汗青。"里面就提到了汗青，汗青就是指竹简。古代是在竹简上刻字，但是由于竹子的表面有一层竹青，含有油水成分，不容易刻字，而且竹子还容易被虫蛀，所以古人就想出了用火烤的办法，把竹简放到火上炙烤。经过火烤处理的工序就叫杀青，或者叫汗青。

（3）绿茶、红茶、乌龙茶、黑茶、普洱
分别适合什么人喝

喝不了绿茶的人需要喝什么茶呢？半发酵的是乌龙茶，全发酵的是红茶，后发酵的是黑茶。前两种发酵用的都是自身的酶，而黑茶发酵利用的是外界的微生物。黑茶里的六堡茶就有一种怪味儿，有人说像六六粉，有人说像猪圈。

当生茶经过发酵处理后，就变成了容易被我们身体接受的熟茶。所以，我建议脾胃弱的人或者北方人，要喝茶就喝红茶或者黑茶。

> 茶叶自身的酶就像成长激素一样，会让茶叶逐渐变黄、变老。

> 我建议脾胃弱的人或者北方人，要喝茶就喝红茶或者黑茶。

3.喝酒最好喝粮食酒

（1）最早的酒不是给平常人喝的，
是给巫喝的

酒是利用外界微生物或者自身的酶发酵而形成的一种饮品，或者说是一种食品。

酒是利用外界微生物或者自身的酶发酵而形成的一种饮品，或者说是一种食品。传说最早发明酒的中国人是杜康，民间有一个故事"杜康造酒醉刘伶"。据说杜康酿的酒喝上三碗就会醉三年，结果刘伶喝了之后当真"一醉三年才还阳"，就是喝醉了三年之后才醒。《晋书·刘伶传》记载，刘伶经常乘鹿车，手里抱着一壶酒，命仆人提着锄头跟在车子后面跑，并说："如果我醉死了，便就地把我埋了。"他嗜酒如命、放浪形骸的样子由此可见。

据考证，中国从原始社会就掌握了酿酒的工艺，但最早的酒不是给普通人喝的，而是给巫喝的。因为喝完酒之后容易出神、通神，达到那种"嗨"的状态，所以最早的酒都是用于祭祀的。

当时，酒都是粮食的精华，需要很多粮食才能酿出一点儿酒，所以古代的酒是很珍贵的。

当时，酒都是粮食的精华，需要很多粮食才能酿出一点儿酒，所以古代的酒是很珍贵的。后来慢慢地遇到丰收了，粮食产量增加了，逐渐才有了普通百姓喝的酒，也逐渐才有了我们中医用的酒。

（2）你适合喝哪种酒

中国人酿的酒基本都是粮食酒，要酿粮食酒就要用到酒曲。包括我们喝的米酒、醪糟、黄酒也都需要用到酒曲，以及后来喝的高粱酒也是先通过酒曲发酵，后蒸馏提炼而来的。

根据酒曲的不同可以把常见的酒分为清香型、酱香型和浓香型三类。

酱香型的酒主要生产地在贵州，以茅台为代表；清香型的酒以汾酒为代表；浓香型的酒以五粮液、泸州老窖特曲为代表，一般产在四川——曲酒特别容易让人喝醉，因为醇厚，后劲儿大，饮后容易上头。

还有一种酒就是烧酒，烧酒比那些清香、酱香的酒更单纯一些。

葡萄酒是什么酒？是果酒，它是利用自身的酶来发酵的，所以我们不需要往里面加任何东西。只要把葡萄装起来密封好放那儿，它自己就开始慢慢发酵，最终就会变成葡萄酒了。

比较有趣的是，葡萄酒是从西域传过来的，最开始我们中国人看到葡萄，也像酿其他酒那样，加了点儿酒曲进去。结果酿出来的东西不伦不类，完全没法喝。后来跟外国学习后才知道，原来葡萄是不需要另外加酒曲的，它通过自身就可以进行发酵。

需要注意的是，果酒的原料是果而不是实。所以葡萄酒大多都偏寒，不是很适合我们中国人饮用。但是现在很多人吃饭、喝酒都是在吃概念、喝概念，都是在跟风。

中国人酿的酒基本都是粮食酒，要酿粮食酒就要用到酒曲。

根据酒曲的不同可以把常见的酒分为清香型、酱香型和浓香型三类。

葡萄酒是什么酒？是果酒，它是利用自身的酶来发酵的，所以我们不需要往里面加任何东西。

不论多好多贵的葡萄酒，最后喝到肚子里，我们还是会感到不舒服，因为葡萄酒寒性比较大。

　　其实，不论多好多贵的葡萄酒，最后喝到肚子里，我们还是会感到不舒服，因为葡萄酒寒性比较大。

　　我们中国人都习惯喝温酒，喝黄酒、白酒之前都先要温一下、烫一下。所以我们还是应该回归到自己的传统，喝点儿粮食酒比较好。

我也不建议大家去喝啤酒。

　　另外，我也不建议大家去喝啤酒（啤酒里是有大麦、啤酒花，但是里面更多的是水和气，真正的粮食精华很少。有的地方卖的啤酒比水都便宜，那肯定是假酒）。不过我们可以用啤酒炖个鸡、炖个鸭，用来当料酒。另外，最忌讳的是一边吃着海鲜，一边喝着啤酒，餐后再来点儿水果，这样不痛风、不闹病才怪。

　　葡萄酒提纯（浓缩）之后就是白兰地。这类果酒，包括现在我们用其他的水果比如樱桃、苹果酿的酒，我都不建议大家喝。

4. 如何吃肉、蛋才能保证好吃又营养

食用肉有两个需要解决的问题：一个是保鲜，另一个就是消化。

以前的人是没有冰箱，也没有冷冻技术的，那要如何做到保鲜呢？还有就是怎样利用外界微生物来更好地帮助我们消化、吸收肉和蛋呢？

对于肉、蛋保鲜的问题，我们一般会用腌、干还有熏的方法来处理。

（1）腌：保鲜、帮助消化的方法之一

腌就是用高浓度的盐水把肉、蛋腌起来，这个方法同样适用于保存鸭蛋。

说到咸鸭蛋，还有一个故事：八国联军侵华的时候，德国人占领的是青岛。当他们看到咸鸭蛋的时候，就很好奇，鸭蛋里的盐是怎么放进去的？最后他们得出的结论是：中国有一种咸鸭子，它们生的蛋就是咸鸭蛋。

有很多中国人也不知道咸鸭蛋是怎么做的，其实咸鸭蛋

食用肉有两个需要解决的问题：一个是保鲜，另一个就是消化。

腌就是用高浓度的盐水把肉、蛋腌起来，这个方法同样适用于保存鸭蛋。

就是用盐腌的。

说到松花蛋，让我想起 2002 年，当时是我最落魄的时候。突然来了三个外国学生，要跟我学中医。其中有个女学生叫雷斯蒂，她跟我说，她爸爸很早以前就来过中国，回去之后告诉她，中国人招待他吃了一只"几千年前的鸭蛋"。然后还绘声绘色地向她描述那个鸭蛋特别香，有点儿像奶酪的味儿。

雷斯蒂说她这次来，就是想找找她爸爸说的那种"几千年前的鸭蛋"。于是我就带她去了饭馆儿，切了一盘松花蛋，并告诉她，那就是刚出土的，那种"几千年前的鸭蛋"。当时她面对那盘"几千年前的鸭蛋"感到很惊讶，想象不到鸭蛋居然可以变成那样。

什么是松花蛋呢？松花蛋是鸭蛋腐化而形成的。所以当我们身边有人对鸡蛋、鸭蛋过敏，或不好消化的时候，就可以给他们吃松花蛋。而且松花蛋不仅本身好消化，还有助于促进别的东西的消化。

有一次我的岳父大人从日本回来，因为心疼自己的闺女，专门带了一箱腌制的三文鱼和鱼子。我尝了一口，特别咸，后来我把它们放到水里泡了两天（就是放到清水里泡一阵儿，然后再换水，如此反复多次，用水来稀释），然后再吃，依旧很好吃。所以用腌制的方法保鲜肉、蛋、鱼，效果是很好的。

（2）干：保鲜、帮助消化的方法之二

什么是干？就是百姓俗称的干货。农村会晒干菜，例如

什么是松花蛋呢？松花蛋是鸭蛋腐化而形成的。

松花蛋不仅本身好消化，还有助于促进别的东西的消化。

什么是干？就是百姓俗称的干货。

萝卜干儿、豆角干儿，利用太阳光照让蔬菜迅速脱水。沿海渔民会晒鱼干儿，牧区牧民会做风干肠、风干肉。有的会先腌一下，有的是直接就拿去风干。因为微生物的繁殖需要适宜的湿度，而通过风干就能破坏掉它们生存所需要的湿度条件，达到保鲜的效果。

（3）烟熏：保鲜、帮助消化的方法之三

什么是烟熏？过年时，四川很多人家里的窗台、灶台上面挂的全是熏肉、熏鱼，还有就是经过烟熏、盐腌、腐化长毛等各种方式处理的腊肉。这些都是我们中国人利用外界微生物，对食材进行保鲜的智慧体现。我们腐食也吃，新鲜的肉也吃，蔬菜也吃，瓜果也吃，种子同样吃，从这些看来，说明人是杂食性动物。

所以在某个地域出产的、应季的东西，我们都应该去尝试着吃一下（比如之所以在腊月做腊肉，就是为了借天地之气）。也就是说我们需要给自身的神提供一些可以选择的东西，然后让它来对我们的身体进行调和。如果我们长期吃一种东西，就很容易出现偏的现象。

> 如果我们长期吃一种东西，就很容易出现偏的现象。

（4）火腿为什么好吃

猪肉里面，加工得最好吃的就是火腿。

> 猪肉里面，加工得最好吃的就是火腿。

197

我之前做《黄帝内经》节目最大的收获就是，吃到了全国各地的听众朋友给我寄来的东西。我有次讲火腿的时候讲到了宣威火腿，结果宣威的一个我根本不认识的罗姓听众朋友，就给我寄来了一包东西，打开一看正是宣威火腿。他还附上信说："徐老师，既然你夸赞我们宣威火腿，我就给你寄点儿，这是我们宣威农民用自己养的猪，自己做的火腿，味道特别正宗。"我一吃，正宗的东西味道果然不一样。

还有金华火腿也很好吃。

猪肉经过加工变成火腿后，就把猪肉的鲜美发挥到了极致。然后加上笋丁儿，再焯点儿绿豆芽，放进去和火腿炒一下，性味就突出来了，非常鲜。

猪肉本来就是入肾的，经过盐腌、发酵之后含有了一种咸鲜的效果，这样就达到了水和火的平衡。

光吃猪肉会觉得越吃越散，总觉得气往下沉降，但是加点儿鲜美的东西进去，就又可以补精，又可以化气。

吃火腿的时候需要注意什么呢？稍微放一点儿就可以，因为火腿是用来提味儿的。就像有的人平时不太说话，话不多，但是总能在关键的时候说到点子上；而有的人平时特别爱说，一堆废话，但是到了关键时候就说不出什么了。

火腿就属于那种画龙点睛的东西，比如，做鱼肉煸点儿猪肉丁儿就会更美味，但是如果你做鱼的时候把几片儿火腿放进去，就可以起到同样的，甚至更好的效果了。

吃火腿的时候需要注意什么呢？稍微放一点儿就可以，因为火腿是用来提味儿的。

延伸阅读: 动物的淋巴结吃不得

我们杀猪、宰羊之后，猪、羊、牛的那些淋巴结全部得扔掉。

淋巴结就相当于动物身体的监狱，临时把一些恶的、凶的东西关起来。所以淋巴结是一个藏污纳垢、有毒的地方。但是现在的淋巴结却被很多不法商家用来做肠了，所以我们最好不要去买那些香肠吃。如果实在是馋香肠了，就自个儿割点儿肉，到加工的地方让人家去灌好，然后再带回去自个儿蒸（煮）熟了，或者风干了再来吃。

为什么说吃鸡、鸭的时候不要吃鸡屁股、鸭屁股？也是因为那个部位是最大的一个淋巴结。当然，如果你的解毒能力特别强，你可以去吃；但如果你觉得自己的解毒能力一般，最好别碰。

另外，做鱼的时候不仅要去鱼鳃、鱼腹黑膜，还要抽掉鱼里面的腥线（鱼的两侧从鱼头到鱼尾处，各有一根腥线），很多人会忽视这一点。做鱼的时候，要先在鱼鳃那儿切一刀，然后再在鱼尾那儿切一刀，再一掰就会看到中间有一根白线（虾线是黑色的）。只有把腥线抽出来才可以有效去除鱼肉的腥味儿，不然的话怎么做鱼肉都不鲜。

淋巴结是一个藏污纳垢、有毒的地方。

做鱼的时候不仅要去鱼鳃、鱼腹黑膜，还要抽掉鱼里面的腥线。

第十章
芳香类食材对人
有什么好处

现在的人都简单粗暴，要么吃得特别辣，要么吃得特别寒，而肉豆蔻、草豆蔻、荜拨、草果、香叶，这些食材都特别温和，吃了之后不会上火，更不会导致痔疮出血，而且还能起到帮助消化的效果。

1.辛、香、温的食材对人有什么好处

（1）我们吃进肚子的任何饮食都是阴性的

如果水、油、火……这些方法都使用过了，但还是无法起到助化的效果，这时候就需要去使用一些可以调动我们身体化的功能的食材，它们一般都是辛、香、温的东西。

可能你会说羊肉不是热的吗，为什么还要添加辛热的调和品？其实我们吃的任何饮食都是阴性的，都需要我们的消化系统、六腑（是阳）去进行消化。

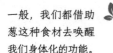
可以调动我们身体化的功能的食材，一般都是辛、香、温的东西。

（2）葱：帮你打开胃口

一般，我们都借助葱这种食材去唤醒我们身体化的功能。比如生病的人一般都没有胃口，如果想让他们有胃口的话，就离不开葱花，所以病号饭里一般都会放葱花。

在赵本山和范伟的小品《卖拐》中，赵本山说范伟是一个厨子，然后范伟问他是怎么知道的，赵本山就说："一身的葱花味儿。"

所以中国的厨师，离不开这种食材——葱，因为葱本

一般，我们都借助葱这种食材去唤醒我们身体化的功能。

身就是一种药，它能通督脉、通鼻窍，具有醒神、通窍的作用，而且它是温性的。

葱的香气在经过油的煎或者炒之后，就能把食材本身所有的腥臊或臭气 cover 掉。

（3）姜：暖胃、止呕、止吐的良药

葱花是治表的，通鼻子的；而姜是暖胃的。如果你吃了自己觉得不好吃的东西，或者觉得消化不了的东西，本能的反应就是想吐。这时候如果你嚼点儿姜，让姜汁儿进入到胃里之后，就可以把胃温热了。而且你会觉得吃掉的东西可以消化掉了，也不再想吐了。

呕吐分寒热两种。寒性呕吐的特点就是，嘴里面会漾清水儿，一口一口的清水儿往外漾；热性呕吐的特点，就是一刷牙就想吐，然后舌苔又特别黄、特别厚，而且嘴里还总喷出一种异味儿。如果是热性的呕吐，这时候千万不能用生姜，而应该用胆南星，就是用猪苦胆泡的南星。

生姜是具有降逆、止呕、止吐的作用的，姜进入到我们的胃里之后能温胃、散寒。

生姜皮是利尿的。中医里面有个叫五皮饮的方子，里面包括陈皮、茯苓皮、生姜皮、槟榔皮（又叫大腹皮）、桑白皮，常用于治疗由于各种原因引起的水肿。

生姜经过炮制加工处理后，再烘干就变成了干姜。干姜的性是热的，所以用干姜来治疗寒性胃痛或者腹泻，效

呕吐分寒热两种。

生姜是具有降逆、止呕、止吐的作用的，姜进入到我们的胃里之后能温胃、散寒。

生姜经过炮制加工处理后，再烘干就变成了干姜。

果最好。

干姜是"守而不走"，稳稳地让中焦热起来；生姜是"走而不守"，具有发散的作用。有的人吃点儿生姜还会出点儿汗，还有的人吃点儿生姜会小便增多。

比干姜还热的叫炮姜，炮姜的制法就跟我前面提到的炒栗子、炒花生是一样的。把砂和干姜放到一起炒，直到干姜被炒干了，呈现出一种黑色，就变成了炮姜，中医称之为炮姜炭。炮姜炭常用于治疗急性出血、出血不止等症状。

四川人喜欢把刚冒出芽的姜（就像刚冒出尖儿的竹笋一样）做成腌菜来吃，这是姜的另一种吃法。刚冒出芽的姜既有姜的那种味道，但是又不是那么辣，非常好吃。

四川有一道很有名的菜叫姜丝炒肉，就是用嫩姜做的。

有句话叫"姜还是老的辣"，老姜特别辣，而嫩姜由于纤维也不是很硬、很粗，所以用嫩姜切丝儿炒的肉不仅非常好吃，而且还非常好消化。

日本人吃生鱼片，一是用芥末蘸着吃，另外就是在边上放一些红色的姜片，其实就是用醋泡过的姜，就像我们吃的腊八蒜是用醋泡过的蒜一样。所以如果你受不了姜的辣味儿，就可以用醋把姜泡一泡再吃。

姜是我们中国人离不开的东西，因为姜有驱寒的作用，能够泻我们胃里面的寒痰、寒饮和寒食。如果你在淋了雨之后，回到家里就可以及时喝一碗热姜汤，这样既可以驱寒，又可以避免感冒。

我有一次到南方玩儿，发现有的店铺里有人在那儿搅姜糖（姜糖最早发源于中国南方，是用生姜提炼姜汁儿和红糖

干姜是"守而不走"，稳稳地让中焦热起来；生姜是"走而不守"，具有发散的作用。

四川人喜欢把刚冒出芽的姜（就像刚冒出尖儿的竹笋一样）做成腌菜来吃，这是姜的另一种吃法。

混合而制成的。其中以湘西凤凰的姜糖最为有名。现在的超市里也有小袋儿的姜糖出售，但大多为固体糖块儿，配以高级淀粉精制而成）；在南方，还会加入糯米，做成姜糖团。如果你在家里觉得着凉了或者不舒服的时候，也可以泡点儿姜糖来喝。

（4）蒜：特别对心里有阴暗、恶毒念头的人有好处

还有一个可以助化的食材就是蒜（薤也可以，薤又叫小蒜或者野蒜，中医称之为薤白。但是蒜比葱、姜的性质更热，所以也更有效）。

古人用灸的时候，有时会用"隔蒜灸"。用隔蒜灸之后，患者的皮肤马上会起一个大泡，由此可见蒜的烈性和毒性都比较强。而且老百姓都知道，蒜吃多了容易烧心（这是针对身体健康的人而言的）。但如果是那种心里面有阴暗、恶毒念头的人，对于他们来说，蒜吃多了正合适。

古人吃蒜是通过装蒜、服蒜气的方式（就是把蒜剥好了揣在身上，然后身上就会有蒜的味道）。

蒜本身的味道并不难闻，但人吃完蒜之后呼出来的气味却特别难闻，是一种类似于腐尸臭的味道。我的嗅觉比较灵敏，别人头一天吃的蒜，第二天到我这儿来看病的时候，我还能闻出来。

蒜能够在很大程度上消除我们炒的菜和做的水产品里的

蒜能够在很大程度上消除我们炒的菜和做的水产品里的阴寒性。

阴寒性，所以如果我们碰到特别寒的蔬菜，在放了葱、姜之后效果都不明显的时候，就要多放点儿蒜。

最近几年流行蒜蓉炒一系列青菜，比如莜麦菜、鸡毛菜、豌豆苗……

做法很简单，就是先把蒜拍碎了，然后放到锅里炒一炒，等蒜香味儿一出来，就把青菜放进去，翻炒几次，撒点儿盐就可以出锅了。

吃蒜蓉最好的搭档就是茄子，先把茄子在锅里一炸，或者在蒸笼里一蒸，然后用捣好的蒜泥一拌，茄子的寒性跟蒜的温性、热性就中和了，这样吃着才会舒服。

做鱼的时候，有两样东西是必须要放的，一个是八角，另一个就是蒜，用来中和鱼的寒性。

做鱼的时候，有两样东西是必须要放的，一个是八角，另一个就是蒜，用来中和鱼的寒性。

2.酸味对人有什么好处

　　如果您觉得身体化的能力不够，那您除了要借助辛、香、温的食材和药材，还需要一些可以助消的酸性食材。

　　为什么造纸厂不能建在河流的上游和上风向？原因就是它所排出的造纸废气、废液里面的强酸、强碱太多了。而这些强酸、强碱能破坏纤维（包括植物纤维和动物纤维）。

　　在我们身体里面也有强酸——胃酸。很多人胃酸分泌不足，就是因为胃黏膜特别薄，黏液特别少。这样的人想要吃一些纤维含量多的东西怎么办？就需要在食物吃进胃里之前先用酸的东西把食材调和一下，比如山楂。所以我们在炖牛肉的时候，就可以在里面放一点儿山楂（鲜的、酸的）。酸的东西可以帮助胃酸消，也就是说，能帮助胃酸破坏食物的纤维结构。

　　前面我讲过发酵的东西，其中跟我们现在讲的内容有关系的就是醋。醋也是用粮食（高粱）做的。有一次我去陕西玩的时候，发现他们那儿的饮食真的是很美味（能够成为古都一定是有它的独特之处的）。陕西的辣子跟四川、湖北的都不一样，它是一种香辣，不是很刺激。还有陕西的醋也很好喝（我们现在很多地方食用的醋，都是白醋、化学醋，这些醋根本没有醋本身的那种味道）。而且我还吃到了

> 很多人胃酸分泌不足，就是因为胃黏膜特别薄，黏液特别少。

> 我们在炖牛肉的时候，就可以在里面放一点儿山楂（鲜的、酸的）。

醋粉——酿完醋之后，用剩下的粮食（包括高粱米、小米、小麦）的糟粕磨成的粉，就像凉皮儿一样（凉皮儿是白面做的，是白色的，而醋粉是黑黄色的）。

生活在土壤碱性比较大的地方（比如西北的盐碱之地），一定要多吃点儿醋。

我对醋有一个评价，就是"陪衬人"，因为在食物里面放了醋之后，醋就能把其他食材的味儿都烘托出来。如果你吃咸的东西，放一点儿醋进去，就会觉得那个东西变得特别咸。其他的味道也都一样，你只要放点儿醋进去，它就能把食物本身的味道烘托出来。

我感觉醋有一定的洁净口腔的作用，可以让我们更好地去体会别的东西的滋味儿。

大家要吃醋的话，最好吃粮食发酵的醋，尽量不要吃白醋或者果醋。因为果醋是用自身的酶进行发酵的，它是酸甜的。而粮食醋是利用外界微生物进行发酵的，它更酸一点儿，因此助消化的效果就更明显。

生活在土壤碱性比较大的地方（比如西北的盐碱之地），一定要多吃点儿醋。

我感觉醋有一定的洁净口腔的作用，可以让我们更好地去体会别的东西的滋味儿。

3.肉药：唤醒我们的消化系统

（1）肉药是用来干吗的

什么是肉药？我们在炖肉的时候一般会放点儿肉药。有的人掌握了一套卤肉的制作方法，然后他们家里就把肉药的秘密配方传了很多代。其实大家学完中医之后也能自己配出好方子来，将来也能开卤肉店。

肉药的目的是什么？不是要放在锅里把肉化掉，而是把肉药的气和味儿渗透到肉里，从而使我们吃到肚子里的时候，能唤醒我们的消化机制，把肉消化掉。

有人问锅里的肉为什么没任何药味？那是药的气和味进到肉里了。

炖肉要加什么肉药也是有讲究的，炖猪肉、炖牛肉和炖羊肉也是不一样的。

大家学完中医之后也能自己配出好方子来，将来也能开卤肉店。

炖肉要加什么肉药也是有讲究的，炖猪肉、炖牛肉和炖羊肉也是不一样的。

（2）炖羊肉要放孜然、花椒

炖羊肉最简单，什么都不放也可以，就是用清水炖，然后等快出锅的时候放点儿盐进去，就可以吃了。但是如果你想衬托出羊肉的香气的话（你能感觉到羊肉的香气，是建立在你的消化能力被唤醒了的基础上的），只需放两种料就可以了。一种是孜然（又叫小茴香），另外一种就是花椒。

我之前尝试过用炖鱼、炖猪肉的方法来炖羊肉，加了很多别的料进去，结果炖出来的羊肉特别难吃。后来我理解了《本草纲目》中说的，有些东西是相恶的，也就是说有些东西是不能互相碰面的。

炖羊肉最忌讳放大料，因为羊肉的热性是往上浮的，而大料的劲儿是往下沉降的。大料对于炖猪肉和炖鱼是很好的选择，它的气味儿厚。而孜然和花椒的气味儿，一般都是往上浮的。

> 炖羊肉最忌讳放大料，因为羊肉的热性是往上浮的，而大料的劲儿是往下沉降的。

（3）炖猪肉要放肉桂、大料等

炖猪肉需要用到的料可就多了，需要用到肉桂、大料（又叫八角，或者大茴香）、肉豆蔻、草豆蔻、荜拨、草果、香叶。

肉豆蔻、草豆蔻、荜拨、草果，还有我们常见的香叶，这些都是辛香的。它们对人体有什么作用呢？

比如说如果有人喝牛奶过敏，把荜拨煮进去，然后再喝就不会过敏了，因为荜拨把他三焦的阳气唤醒了。如果要用反佐的、稍微酸一点儿的东西的话，就可以放点儿山楂，或者放点儿陈皮，来稍微收一下。

> 如果有人喝牛奶过敏，把荜拨煮进去，然后再喝就不会过敏了，因为荜拨把他三焦的阳气唤醒了。

（4）炖牛肉要放少量的花椒、孜然，多放山楂

如果炖牛肉的话可以参考炖猪肉和炖羊肉的方法，折中取一下用量。炖牛肉可以在里面放花椒，也可以放孜然，但是量都要折中取一下。有一点需要注意的是，炖牛肉一定要多放点儿山楂。因为牛肉的纤维太硬、太粗，不容易炖烂。有句话叫"牛头不烂，多费些柴炭"，就可以说明牛肉不容易炖熟。

（5）炖肉的部位不一样，所需要的时间也不一样

还有一个问题就是，炖肉的时候要讲究，炖哪儿的肉？炖的部位不一样，所需要的时间也不一样。

猪最寒的部位就是猪脑子，而现在的很多火锅店都有猪脑子，很多人还特别喜欢吃。但是我不建议吃，因为猪脑子太阴了，而且会让人越吃越寒，有些男性最后吃得都阳痿了。那怎么来抵消它的寒性呢？这个时候就要放辛辣的东西了。

现在的人都简单粗暴，要么吃得特别辣，要么吃得特别寒，而肉豆蔻、草豆蔻、荜拨、草果、香叶，这些食材都特别温和，吃了之后不会上火，更不会导致痔疮出血，而且还能起到帮助消化的效果。

炖肉的部位不一样，所需要的时间也不一样。

猪最寒的部位就是猪脑子，而现在的很多火锅店都有猪脑子，很多人还特别喜欢吃。

4.不同的香料分别对人有什么好处

（1）蜀椒：能排导致肚子绞痛的寒

椒就是我们平常所说的花椒，四川出产的花椒（蜀椒），味道极其麻、辣，甚至在吃完了，麻辣的感觉过去之后，还能引起神经暂时性的麻痹。这就是为什么在生活中，有的人牙疼时嚼一颗蜀椒就不会疼了的原因。

我们平时所见的花椒一般都是红色或者是紫红色的，而蜀椒偏黑、偏绿——开始是偏绿的，放的时间久了就变成偏黑的了。

花椒怎么吃呢？应该是直接捣成末，做成花椒末撒着吃。而现在的人比较懒，一般都是直接在油里过一下，等快变黑的时候再捞出来。

中医有个方子叫大建中汤，是用于治疗受了寒之后肚子绞痛的患者的。

大建中汤的主药就是蜀椒，在《伤寒杂病论》的方子里面，用了蜀椒。因为蜀椒是泻脾胃的，要护脾胃，就要用饴糖和白蜜。这个方子能治疗受了寒以后引起的肚子绞痛、肠子绞痛，以及寒气入腹、入脾之后剧烈疼痛的症状，效果很好。

花椒怎么吃呢？应该是直接捣成末，做成花椒末撒着吃。

中医有个方子叫大建中汤，是用于治疗受了寒之后肚子绞痛的患者。

所以我们要防患于未然的话，就要在我们吃的那些猪肉、牛肉的上面，撒点儿花椒，或者在烹调的时候加点儿椒进去，这样就可以避免出现受寒绞痛的现象了。

（2）白胡椒能散寒，黑胡椒化阴浊

胡椒，中医把它称作白古月，其实就是白胡椒，西方人吃的还有一种叫黑胡椒（black pepper）。

我们常吃的酸辣汤里面就用到了白胡椒，白胡椒走表，吃了之后就出汗。

如果我们在外面受寒了，着凉了，有恶心、想吐的症状，要熬碗姜汤喝；但如果感觉被拘束、被捆绑，身上还发凉，就要熬碗酸辣汤。放点儿醋，加点儿白胡椒，还要记得白胡椒要在最后放。因为如果把白胡椒放在锅里面煮一段时间，味道就全没了（白胡椒有一股臭味儿）。

我爸小的时候没有棉袄穿，没有棉被盖，而且还生活在内蒙古。但他却没有被冻死，是因为他本身就爱吃韭菜花，爱吃白胡椒，他本能地需要这种热。

黑胡椒的发散性不如白胡椒强，但是它化阴浊（寒性较大的食物，比如水产品、生的鸡蛋黄等）的能力非常好。

西方人吃煎鸡蛋跟我们不一样，他们吃的都是不熟的、蛋黄能流动的煎蛋。这是因为他们吃的时候会在上面撒点儿黑胡椒，而且还会稍微撒点儿盐。

我之前碰到一些人吃不了黑胡椒、白胡椒，于是我就把

我们常吃的酸辣汤里面就用到了白胡椒，白胡椒走表，吃了之后就出汗。

黑胡椒的发散性不如白胡椒强，但是它化阴浊（寒性较大的食物，比如水产品、生的鸡蛋黄等）的能力非常好。

它们研成粉末，做成胶囊，这样他们就可以接受了。他们之所以不吃是因为不喜欢那种口感；如果研成粉末，做成胶囊就可以省去嚼这一道，让它们直接入胃。

这几种椒如果和肉豆蔻、草豆蔻、荜拨、草果、香叶对比的话，就像是用刺刀和拳头在进行比较，所以这几种椒要慎用。当然，如果使用合适的话，能帮人解决很大的问题。

（3）吴茱萸（越椒）：芳香、避秽、除恶

吴茱萸，又叫越椒，就是在吴越一带（现在的江苏、浙江一带）出产的花椒，它是黑色的。王维《九月九日忆山东兄弟》中"遥知兄弟登高处，遍插茱萸少一人"，说的就是吴茱萸。

吴茱萸的叶子、果实都具有芳香、避秽、除恶的效果，所以九九登高的时候插吴茱萸的叶子就有除晦的寓意。

我碰到肚子像冰块儿、嘴里往外漾唾沫、头疼（特别是阳明头痛）的患者，就会让他们煮吴茱萸汤喝。《伤寒杂病论》中记载："干呕，吐涎沫，头痛者，吴茱萸汤主之。"

在这个药方中，吴茱萸一般用三克；有的人不懂，用了十克，把人吃得满嘴都是泡，但是患者却觉得这样的大夫用的药很有效果。

一般来说，患者不害怕吃了药会感到难受，而是害怕吃了之后，会泥牛入海，没有任何反应。如果患者吃了药之后拉肚子了，就会觉得是在排毒；吃完之后满嘴口疮了，就会

患者不害怕吃了药会感到难受，而是害怕吃了之后，会泥牛入海，没有任何反应。

觉得毒都发出来了。他们不知道，这其实是因为大夫剂量没有掌握好，才会出现那些症状。

如果用黄连搭配着吴茱萸用（黄连苦寒，吴茱萸辛热），就变成了一个辛、苦的药，专治胃里寒热交结（上面热下面寒，交结在一起）的患者。

所以治疗失眠要用栀子豉汤，治疗胃病要用左金丸。左金丸的主要成分是吴茱萸和黄连，吴茱萸味辛，黄连味苦。

中医有句话叫"辛开苦降"，辛味的药可以把郁结的寒打开，苦味的药泻心，就可以把顶到嗓子眼儿的食积泻下去。

其实，真正治病的药，药味配伍并不多，而现在很多人都是故弄玄虚，用了很多药，但效果跟只用几味药是一样的。

烹调的时候，我们基本不会用到吴茱萸，因为它的口感不是很好。

> 中医有句话叫"辛开苦降"，辛味的药可以把郁结的寒打开，苦味的药泻心，就可以把顶到嗓子眼儿的食积泻下去。

（4）芥末：专消脂肪瘤、纤维瘤等 阴寒的痰核

我们吃生鱼片时必备的东西——芥末。

芥是中国出产的药，它的根磨成末，是黄色的，叫芥末，它结的子叫白芥子；而日本人的芥末是山葵，是绿色的（日本有个环境最好的县叫静冈县，那儿出产的山葵很有名）。

山葵对水土的要求特别高，需要特别干净的水才能生长，样子长得跟我们吃的小莴笋一样。

中国的芥末是黄色的，日本的芥末是绿色的，但效果是

> 中国的芥末是黄色的，日本的芥末是绿色的，但效果是一样的。

一样的。

芥末有什么作用呢？有句话叫"芥末辣得鬼抽筋"。所以芥末可以极大地震动人的三焦和心包，动的是人的神经。而且白芥子这味药，专门化皮里膜外之痰。我们身上长的脂肪瘤、纤维瘤，其实就是不化的、阴寒的痰，中医称之为痰核。

所以对于那些身上长疙瘩的患者，我就跟他们说："第一，您别喝冷饮了；第二，少吃点儿猪肉，少吃点儿水果。"然后我会再给他们配点儿化痰、散结的药，里面就有白芥子。

白芥子、橘叶、橘皮里面的络，还有丝瓜的瓜瓤，这些都是很好的化痰药。

白芥子用量也不能太大，因为它的性特别热。中医里有个方子叫阳和汤，专门治疗寒毒深入到骨头里面的症状，里面就用了白芥子、麻黄还有炮姜。

芥末可以极大地震动人的三焦和心包，动的是人的神经。

（5）紫苏叶：吃生鱼片儿的时候，一定要多吃紫苏叶

正宗的紫苏叶，叶面是绿色的，叶背是紫色的，专解鱼、虾、蟹毒。

紫苏叶是北方人不太留意，南方人常用的一味药食。正宗的紫苏叶，叶面是绿色的，叶背是紫色的，专解鱼、虾、蟹毒。我们去餐厅吃生鱼片儿的时候，服务生端上来的都是用苏叶托着的金枪鱼、三文鱼的鱼片儿，请大家记住一定要把紫苏叶一起吃了。

第十一章
调身的智慧

　　什么是调？意思就是把五味（酸、苦、甘、辛、咸），或者说是十味（酸、涩、苦、焦、甘、淡、辛、辣、咸、鲜）根据身心不同的需要，按照君臣佐使的原则，把它们调和起来。

1.为什么饮食要调和五味

（1）有多少人会调和五味

前面讲过了烹，现在我们来讲调。

什么是调？意思就是把五味（酸、苦、甘、辛、咸），或者说是十味（酸、涩、苦、焦、甘、淡、辛、辣、咸、鲜）根据身心不同的需要，按照君臣佐使的原则，把它们调和起来。

这个原则是商代的开国宰相伊尹创立的。伊尹原先是个厨子，后来因为懂得调和五味，就有机会跟汤王由滋味儿说到天下之道。

《吕氏春秋》中有个《本味篇》，里面记载的就是伊尹跟商汤说滋味儿的事儿。什么东西应该用什么样的方法去做才好，如何掩盖那些食材的缺点，又该如何突出它们的优点。

下面我要给大家分享的就是对《伊尹汤液经》内容精髓的传承。在学习之前，我们要先学会做饭，然后再领会《伊尹汤液经》的智慧，了解开方配药。

什么是调？意思就是把五味（酸、苦、甘、辛、咸），或者说是十味（酸、涩、苦、焦、甘、淡、辛、辣、咸、鲜）根据身心不同的需要，按照君臣佐使的原则，把它们调和起来。

《吕氏春秋》中有个《本味篇》，里面记载的就是伊尹跟商汤说滋味儿的事儿。

（2）以人为本，
《辅行诀》是《伊尹汤液经》的精髓

《伊尹汤液经》的方子（经方），是古代的大医在体会食材和药材的本性、本味后，调和出来的方子——经方。而绝对不是我们普通人想象的，类似于头疼加点儿去头疼的药、脚疼加点儿去脚疼的药那种。

为什么说我们幸运呢？本来《伊尹汤液经》是失传了的，当时，王道士在敦煌发现宝库后，就把里面的很多东西都卖掉了，但有一些方书很幸运地被保留了下来，其中就有我反复跟大家强调的《辅行诀》，而《辅行诀》对《伊尹汤液经》做了很大的保留。

> 《伊尹汤液经》一共将药材分为了上、中、下三品，它的体例和《神农本草经》是一脉相承的。

《伊尹汤液经》一共将药材分为了上、中、下三品，它的体例和《神农本草经》是一脉相承的。

我之前说过，我们中医的发展趋势是这样的——从巫医变成道医，然后又变成儒医，最后变成了所谓的现代中医。

《本草纲目》已经不再是把以人为本作为原则了，而是以药物为本，接近于西方的科学百科全书。

> 《本草纲目》已经不再是把以人为本作为原则了，而是以药物为本，接近于西方的科学百科全书。

所以《本草纲目》的分类是按金石类、介类、鳞类、禽类、兽类、草类、木类……进行分类的，是以自然物为本的分类。而《神农本草经》是以药材对人的效果的不同进行分类的，是以人为本的分类。

　　《神农本草经》中说上品久服可以通神明、可以成仙；中品作为药，可以用来治病；下品是有毒的，中病即止，不可久服。

　　这本从敦煌发掘出来的《辅行诀》，上面写着"梁，华阳隐居，陶弘景撰"。在这本书中，陶弘景保留了《伊尹汤液经》里三百六十个方子中的六十个。

2. 要想活到天年，先把自己的五脏调好再说

中国历史上很多朝代的更替，道家都起到了重大作用，伊尹也是道家的，周朝的开国宰相——姜尚（姜子牙）也是道家的。陶弘景作为一个道家的修行人，他对《伊尹汤液经》的内容和思想的保留是相对较为完整的。而在他之前的另外一个人——张仲景（儒生，通过举孝廉入仕，后官至长沙太守），他是不认同道家那套理论的，所以他基本把伊尹的方子都改了——有的把名字改了，有的把论述改了，他不喜欢道家。

陶弘景作为一个道家的修行人，他对《伊尹汤液经》的内容和思想的保留是相对较为完整的。

我们现在只能从陶弘景的《辅行诀》中体会伊尹是如何认识药物，又是如何配伍的。通过这些指导我们如何调和滋味，如何做饭。

我们现在只能从陶弘景的《辅行诀》中体会伊尹是如何认识药物，又是如何配伍的。

《辅行诀》里写道："凡学道辈，欲求永年，先须祛疾。或有夙痼，或患时恙，一依五脏补泻法例，服药数剂，必使脏气平和，乃可进修内视之道。不尔，五精不续，真一难守，不入真景也。"

这段话的大意是说：凡是想学道、悟道的人，想活到天年，就必须先把自己的病治好了。如果有老毛病没治好，或者是偶感微恙，就要按照以下五脏补泻的法则去调理。如果

不这样的话，就没有物质基础（精是物质基础）；没有精去喂养你的真神，你的真神也就难以守住了。

现在，很多人病还没有治好，就去修道，结果练得走火入魔、出偏。所以，只有先把自己调养成一个脏气平和、健康的人，才可以去修内视之道——"内景反观"。"内景隧道，惟反观者能照察之。"

扁鹊也是在跟随长桑君学习完了之后，才以此视（祭祀状态下出神感到的东西）病的。司马迁的《史记》里写道："以此视病，尽见五脏症结，特以诊脉为名耳。"可见这种"视"的功夫是在先祛疾，使脏气平和的基础上再进行修行后，才能达到的境界。

现在，很多人病还没有治好，就去修道，结果练得走火入魔、出偏。

"内景隧道，惟反观者能照察之。"

第十二章
调肝的智慧

　　有句俗语叫："不做亏心事，不怕鬼叫门。"但是如果有人没做亏心事，整天还是很惶恐，就是因为他们的肝气虚了。

　　疑是只愿意相信负面的东西，和"不相信"表达的意思是完全不一样的。疑是一种非常阴暗、负面的想法。

1. 知道什么时候该 "补""泻""损""益"

(1) 什么是"补""泻""损""益"

补泻是一种常用的方法，还有一种方法叫损益。

补泻是一种常用的方法，还有一种方法叫损益。这两种方法细分起来完全不一样，所以古人用字是很精确的。

补是有漏洞了，需要堵上；泻是积攒的东西太多了，需要捅个窟窿，让它漏出来；益是锦上添花，就是首先保证不存在漏洞，然后再往里面加东西，才能达到益；损，道家有句话叫"为学日益，为道日损"，损就是量的减少。

(2)"损"和"泻"有什么区别

损还有点儿损害正气的意思，它减少的是我们并不想失去的东西；而我们说的泻，是在泻邪气、泻身体和精神上多余的东西，这是个好事儿。

泻是从底下往下走，比如小便、大便，是有很明确的有形的物质、无形的能量走掉。损是你坐那儿喘气或者是冒热气，这都是一种损耗。比如，我们一般会说，"把我们的精气神儿都损耗掉了"。所以损还有点儿损害正气的意思，它减少的是我们并不想失去的东西；而我们说的泻，是在泻邪气、泻身体和精神上多余的东西，这是个好事儿。

2.肝气虚、肝气实的人会得什么病

（1）肝气实的人，经常两胁痛，小肚子痛

《辅行诀》的可贵之处在于，它是比较严格地按照经典进行编写的。首先它引用的是《黄帝内经》的原文，然后依此来确定治疗的法则。

实际上，我们身体的每个脏器都有虚、实、寒、热的症状。

关于肝病的症状，《辅行诀》里是这样描述的："肝虚则恐，实则怒。"恐是什么感觉？恐是心脏的反应，就是心里有紧抽、紧缩的感觉，就像是被牛皮绳勒住了。

《辅行诀》里还写道："肝病者（其实指的是"肝实病者"，《辅行诀》里写成了"肝病者"），必两胁下痛，痛引少腹。"

意思就是说肝气有实邪的人，首先会两胁痛，而且这种痛会传达到小肚子。这是因为肝经起于足大趾，然后从小肚子穿到胁肋，在胁肋郁积了有形的邪气之后，气就会倒着往下走。

焦裕禄就患有类似的病，他两胁下痛的时候，就用钢笔顶着藤椅来支撑，最后藤椅都被顶出了一个洞。他最后患的

实际上，我们身体的每个脏器都有虚、实、寒、热的症状。

225

肝癌，就是一种实证（实证就是体内有了不该有的东西，而虚证是该有的东西没有）。

还有很多女性会痛经，痛经小肚子就会抽，这是肝里面的毛病，是实证。为什么会这样？因为她们在来月经前受了寒，寒气进入人体之后就变成了实邪，就会形成肝实病。

（2）肝气虚的人，眼睛没神、爱担惊受怕

对于肝气虚的症状，《辅行诀》里是这样描述的："虚则目䀮（huāng）䀮无所见，耳有所闻，心澹澹然如人将捕之。"

肝气虚的人，一种是会患雀盲症（夜盲症的俗称），就是一到晚上就看不到东西了，就跟那些鸟雀似的；还有一种是眼大无神，这样的人的目光是无法聚焦的（不同于近视眼）。

我之前遇到过一位从上海来的年轻男性患者，他失恋之后就一直没有心思再谈恋爱了。后来陪他小姨去世博会参观，坐在那儿聊天的时候，他小姨问他："你知道男人最能吸引女人的地方是哪儿吗？"他问："是哪儿？"他小姨回答说："是眼神，而你的眼睛没有神。"

眼睛没神就是眼睛没有一点儿光泽，目光呆滞、涣散。而有些人的双眼就炯炯有神，还有些人是那种传说中的电眼。所以肝气虚、血虚的人常常看起来好像是在看着你，其实眼睛是越过了你的身体，在看别的地方。

肝气虚的人还有一种表现就是，耳朵里总能听到一些动静，总担心有人要抓捕自己。这是一种恐，一种忧。

实证就是体内有了不该有的东西，而虚证是该有的东西没有。

眼睛没神就是眼睛没有一点儿光泽，目光呆滞、涣散。

肝气虚的人，耳朵里总能听到一些动静，总担心有人要抓捕自己。这是一种恐，一种忧。

上面说到的是虚实之证，都是内伤病。还有一种表现是突然受了外邪。《辅行诀》是这样说的："邪在肝，则两胁中痛，中寒恶血在内，则胁善瘛，节时肿。取之行间以引胁下，补三里以温胃中，取耳间青脉，以去其瘛。"

意思是如果患者突然受到了外邪，突然中寒的话，会出现两胁胀痛或抽搐的症状。

有一个很典型的例子，那些大量喝酒而导致酒精中毒的人，他们的手会不停地颤抖、抽搐，这种人一般都是受了寒邪或者是有恶血在体内。这时候就应该采用针刺或者放血的办法，用针刺大脚趾和二脚趾中间的太冲穴（太冲穴是肝经上的第三个穴位，它可以起到补益的作用。如果我们想升血压，要用到它；如果我们想泻肝，就要用它前面的行间穴了）。

（3）肝气实、肝气虚的人如何调
——"以辛补之，以酸泻之"

那么，对这些人来说，食材和药物该如何配伍呢？这就体现出伊尹的贡献了。《黄帝内经》里只说到了症状和一些针刺的方法，但是落实到药物上，也就是说要怎么调和滋味，就必须要参考《辅行诀》了。

《辅行诀》里说，"肝德在散"，也就是说肝作为人体的一个器官，它是喜欢疏泄、宣散的，而不喜欢被压制。因为肝主木，而木是向上的、喜欢伸展的——"木曰曲直""木喜

如果患者突然受到了外邪，突然中寒的话，会出现两胁胀痛或抽搐的症状。

《辅行诀》里说，"肝德在散"，也就是说肝作为人体的一个器官，它是喜欢疏泄、宣散的，而不喜欢被压制。

条达"，即使偶尔委曲求全那也是暂时的。

那么如何才能顺应肝的性呢？《辅行诀》里写着——经云（《伊尹汤液经》说）："以辛补之，以酸泻之。"就是用辛散的药物去补它、助长它、宣散它。但如果宣散得太过了，就要用酸性的东西来收敛一下。

比如肝气实就需要配个泻肝汤；如果肝气虚、血虚，就要用补肝汤了。就像有的人吃的是酸辣汤，而有的人吃的是辣酸汤，只有分辨清楚了，才能做出正确的选择。

所以，君药是辛味儿的；"君臣一心"，因此臣药也是辛味儿的；酸味儿的、收敛的是佐药——就像明君鼓励大臣提意见，但也不能太过了；而使药就是甜的。"肝苦急，急食甘以缓之"，就是说当一个人的筋，经过反复的伸缩、舒展，最后达到一种疲劳的极限的时候，就会出现抽筋、痉挛的现象，这时候就要用甜的东西来调。

有的人脾气特别暴躁，如果总用疏发肝气的药，肝是补上了，但是脾胃却被削弱了，所以这时候一定要记着把脾补起来，适当吃点儿甜的（脾胃主土）。

当一个人的筋，经过反复的伸缩、舒展，最后达到一种疲劳的极限的时候，就会出现抽筋、痉挛的现象，这时候就要用甜的东西来调。

3.自己在家如何调肝

（1）为自己开调肝的经方

《辅行诀》里有几个指导我们用药的方子，如果我们掌握了，即使到了别的国家，而且那个国家还没有中国出产的中药，我们也照样能开出经方。

下面所讲的都是大家平常厨房里就有的食材，而且用药的方子只是起到一种指导性、方向性的作用。里面具体的药材在保证药性一致的前提下，大家可以根据自己的需要去替换。就像是我先给大家搭个架子——A、B、C、D，然后由大家自己去填空。比如，家里没有枳壳，就可以放点儿柠檬；没有白芍，就可以加点儿醋。

下面所讲的都是大家平常厨房里就有的食材。

（2）小泻肝汤：专治爱发火，脾气特别暴躁的人

首先，我介绍一个小泻肝汤。

关于小泻肝汤的适用症状，《辅行诀》里是这样记载的：

关于小泻肝汤的适用症状，《辅行诀》里是这样记载的："治肝实，两胁下痛，痛引少腹迫急，时干呕者方。"

"治肝实，两胁下痛，痛引少腹迫急（当有干呕）者方。"

就是说如果一个人总爱发火，脾气特别暴躁，一生气血压就会升高，两眼通红，手还会不停地颤抖。对于这样的患者，我们就可以给他们开一个小泻肝汤，让他们平和下来。

补药的方子，一般都有四味药（君、臣、佐、使）；如果是泻药就只有三味（君、臣、佐）。为什么没有使？因为如果是泻药，我们就不用担心补肝补过劲儿而导致克脾胃的问题了。

由此可见，古人开的方子，用几味、几枚、几克药……这些都有一种数术、数理在里面。

君药：枳实，专门收敛人肝气散得过劲儿的情况

小泻肝汤里的药材，基本都是我们家里常用的食材（枳实、芍药、生姜）。它的君药，叫枳实。

我们小时候都学过一篇叫《晏子使楚》的课文，讲的就是春秋时期，楚国比较强大，而齐国比较弱小。

晏子出使到楚国后，被楚国屡次羞辱，但最后都被机智的晏子不辱使命地巧妙还击了。其中有一句话很有名（里面就提到了枳），流传至今并被人们广为传诵——"橘生淮南则为橘，生于淮北则为枳；叶徒相似，其实味不同。所以然者何？水土异也。"

就是说生长在淮河以南的橘子，本来是一种酸甜可口的水果。但是到了淮河以北之后，就变成了一种特别苦涩的像枳（芸香科的植物）一样的水果。只有叶子相似，味道完全不同。为什么呢？这是水土不同的结果。

补药的方子，一般都有四味药（君、臣、佐、使）；如果是泻药就只有三味（君、臣、佐）。

小泻肝汤里的药材，基本都是我们家里常用的食材（枳实、芍药、生姜）。

我们中药用的枳分为两种——枳实和枳壳。又酸又涩。还没长大的时候落在地上，捡起来晒干的叫枳实。长大了之后，再摘下来切成片儿的叫枳壳（qiào），它的味道是酸的，所以枳壳常用于收敛患者肝气散得过劲儿的情况。

臣药：芍药（将离）

曾经，我组织过一次去中科院植物园认药的活动，帮助大家分清了牡丹和芍药的区别——牡丹是木本植物，芍药是草本植物。

这个芍药是很有意思的，我们中医里是用芍药的茎入药，古代统称为芍药，现在又把它们分成两种——白芍和赤芍。杭州出产的白芍最好，是酸性的，而且是寒性的。

芍药还有一个名字叫将离，意思就是说："你怎么还不走啊？"

佐药：生姜——防君臣之药酸寒太过

因为枳壳、枳实、白芍都是酸寒之性，所以伊尹在小泻肝汤这个方子里又加入了一味辛温的生姜。

小泻肝汤只有这三味药，而且是用清浆（什么叫浆？水米相浆，放置发酵，微微发酸了就叫浆，偏酸）三升来煮这三味药。所以这个方子对于那种火气很大、青筋暴起、两眼发赤等肝火上升的症状，都能起到缓解的作用。

（3）当归：补益肝血的效果特别好

当归什么味道？是辛味儿的，而且味道特别冲。

中药用的枳分为两种——枳实和枳壳。

牡丹是木本植物，芍药是草本植物。

芍药还有一个名字叫将离，意思就是说："你怎么还不走啊？"

当归是辛味儿的，而且味道特别冲。

现在的人把当归分为当归头、当归身、当归尾，其实只要药里有当归，一般人都能闻出来。

当归辛温，有良好的补益肝血的作用。如果有女性肝血虚的话，用这个药特别好。

为什么叫当归啊？寓意就是"老公应该回来了"。

芍药和当归这两种药的药性是完全相反的，所以我们在妇科用的四物汤包括当归（*君药*）、川芎（*臣药*）、白芍（*佐药*）。

白芍，酸的，反佐的，意思是别弄得出鼻血了。很多人吃当归炖鸡，很多男人也吃，吃得鼻子出血，是因为辛味儿过多，又没有酸味儿的反佐导致。

我们中国人用当归治疗妇科病，历史是很悠久的。而西方人经过研究，认为里面的当归是起作用的药，于是就从当归里面提取出一种物质，做成了一种叫当归丸的药。结果很多人吃了之后，出现毛孔粗大、口鼻出血的症状，然后还抱怨中药的副作用太大了。其实他们不知道，我们中国人治疗这种妇科病，讲的是 team work，是君臣佐使组合的结果，而不单单靠一味当归。

我们中国人用当归治疗妇科病，历史是很悠久的。

（4）四逆散：专治肝火旺，小泻肝汤不管用的情况

小泻肝汤这个方子后来演变成了一个很著名的方剂，叫"四逆散"，专门治疗一些人肝火旺，总是着急上火、生气，而且容易气得手脚冰凉，但是脑门、眼睛、心口发热的症状。

我观察过自己，当我的情绪出现很大波动的时候，我的手脚就会冰凉，气血都会跑到心、胸、头上去，所以四逆散的作用是让我们的气血再回去。

它和小泻肝汤不一样的地方就是，里面加了一味柴胡（四逆散有四味药，柴胡、芍药、枳实、甘草）。

《辅行诀》还有一个非常好的地方就是，它会告诉我们药如何煎，如何煮；取几升水，几升浆；先放什么，后放什么。

这些就是为什么我们和厨师用的是同样的原料，做出来的饭菜却和人家有天壤之别的原因。其实就是一个次序问题、结构问题。那么如果患者的肝火特别旺，小泻肝汤不管用了，该怎么办呢？这个时候就要用到大泻肝汤。

（5）大泻肝汤：比小泻肝汤多了两味泻药

中医里有个原则叫"虚则补其母，实则泻其子"。关于大泻肝汤的适用症状，《辅行诀》里是这样说的："治头疼，目赤，多恚怒，胁下支满而痛，痛连少腹迫急无奈者方。"

就是说大泻肝汤是用于治疗头疼，眼睛发红，胁下痛，然后连着小肚子疼的症状的。

大泻肝汤里面的主要成分跟小泻肝汤差不多，有枳实、芍药、生姜，但是里面还加入了一些泻药——大黄和黄芩。

现在的人普遍肝火比较旺，木生火，因此还需要加一些苦寒的药，比如黄连、黄芩、栀子、连翘，把火泻掉。

肝火过旺的人，服用大泻肝汤之后会出现微微的腹泻现象，这是热邪泻掉的特征，属于正常的现象。

（6）补肝汤：专治人内心惊恐、疑心重、爱做噩梦等肝气虚的情况

内心惊恐是什么病

补肝汤治什么病呢？《辅行诀》里是这样说的："治心中恐疑，时多恶梦，气上冲心，越汗出，头目眩晕者方。"

我之前说过，恐就是心里面发抽、发紧。肝气虚的人，"如人将捕之"——总觉得有人要来抓他。

有句俗语叫："不做亏心事，不怕鬼叫门。"但是如果有人没做亏心事，整天还是很惶恐，就是因为他们的肝气虚了。

疑心太重其实是有生理问题的

疑是怀疑。

疑心太重的人，其实是有生理问题的。疑是只愿意相信负面的东西，和"不相信"表达的意思是完全不一样的。比如"我不相信你会干坏事儿"和"我怀疑你干坏事儿"是完全相反的意思。

所以疑是一种非常阴暗、负面的想法。

肝火过旺的人，服用大泻肝汤之后会出现微微的腹泻现象，这是热邪泻掉的特征，属于正常的现象。

有句俗语叫："不做亏心事，不怕鬼叫门。"但是如果有人没做亏心事，整天还是很惶恐，就是因为他们的肝气虚了。

疑是只愿意相信负面的东西，和"不相信"表达的意思是完全不一样的。

疑是一种非常阴暗、负面的想法。

爱做噩梦、气上冲心是什么病

爱做噩梦、气上冲心都是肝气虚的表现。

很多人睡眠质量不高，总是一闭上眼就做噩梦。我之前有位患肝炎（大三阳）的病人，他的肚子里面瘀血很多，而且寒也特别重，然后我就用活血药给他散。

他说自己总是梦到他死去的奶奶，梦到奶奶问他过得怎么样之类的事情。

然后我就说："你从小在你奶奶家长大，跟你奶奶感情自然会比较深，那你奶奶死了之后埋到哪儿了？"

他说："埋在公墓了。"

我说："那你不去烧点儿纸？"

他说："我身体不好，人家说我最好不要去坟地。"

我劝他："她是你奶奶，没事儿的，你还是去烧点儿纸，把这事儿了了。"

我还让他在烧纸的时候，告诉他奶奶，他过得挺好的，不用总惦记着他。

他患肝炎，而且总做噩梦，是因为他从小胆子就偏小。肝胆相连，胆子偏小，肝气也就不足。但是小的时候，他却还常常跟他的小伙伴们去防空洞里面玩儿。

对于那些胆子大、气血足的孩子来说，防空洞里阴冷、潮湿的环境对他们没有什么影响；但是他不一样，他是本来胆子小，但因碍于面子，不愿意让别的孩子说他是胆小鬼，就也跟着进去了。进去之后就感到不舒服，回家就发烧了，后来一检查，原来是患了肝炎。

其实患肝炎的人有很多，只不过这位患者因为胆小，总受惊吓，做噩梦，所以给肝炎提供了一个很好的生长环境。

在我给他治病之前，他做的梦都是：被蛇咬，被老虎吃……给他治疗了一段时间之后，他没那么胆小了，做的梦也变成了自己在跟那些曾经在梦里伤害过他的蛇、老虎……做斗争。

其实，任何一种噩梦都是有生理和物质基础的，随着生理的改变，人的梦境也会发生变化。所以说"梦是心头想"，并不是虚无缥缈的，是有一定的依据的。

有些抑郁症患者，总是梦到自己上厕所时，厕所很脏，无法使用。这种情况也适用于用补肝汤治。

服用一段时候之后，患者梦境中的厕所会变得越来越干净，心里不好的想法也会慢慢减少，最终那种梦境也会消失。

前面讲的是做噩梦，还有一种是气上冲心。

什么是气上冲心？中医称之为"奔豚气"或者"脐下悸"，就是主动脉弓跳得很快，动了元气了。

如果你容易出汗，一站起来就头晕、眼前发黑，这是血压低，是虚证，用补肝汤正适合。

（7）小补肝汤：补肝、补气血的好方子

小补肝汤的第一味药（君药）是桂皮，又称肉桂（《辅行诀》里面用的是桂枝，不是我们现在所说的那种小枝杈，

任何一种噩梦都是有生理和物质基础的，随着生理的改变，人的梦境也会发生变化。

什么是气上冲心？中医称之为"奔豚气"或者"脐下悸"，就是主动脉弓跳得很快，动了元气了。

而是一种很厚的，把表皮刮掉之后的桂皮）。

　　肉桂是红色的、温性的、辛味儿的（仔细尝一下，还有点儿甜），这是一味非常好的补肝血的中药。

　　它的臣药是干姜。如果你家里没有干姜也可以用点儿生姜，但是干姜比生姜更热，所以效果会更好。

　　因为，味道比寒热更重要，所以这个方子的佐药应该用酸味儿的药。伊尹用的是五味子，五味子本身有五种味道，但是最主要的味道还是酸味儿。

　　乙型肝炎流行的那段时间，西医通过从五味子里面提取有效成分，来治疗所有的肝炎，因为他们发现五味子具有降转氨酶的作用。

　　转氨酶是什么呢？就是肝细胞被破坏之后，原本在细胞里面的酶就会跑到细胞外面，所以通过查细胞外转氨酶的多少能够判断我们肝脏、肝细胞的破坏程度。

　　但是西医是不管寒、热、虚、实都用五味子，而中医是最讲究对症下药的，所以并不是所有的肝炎都适合用五味子。

　　有些日本人学习《伤寒杂病论》，学了一个小柴胡汤，就用小柴胡汤去治疗所有的肝炎。然后就导致很多人都出现了药物中毒的现象，最后他们整个制药厂就倒闭了。

　　之所以出现这样的情况，就是因为只学到了皮毛，而没有学到真正用药的根本。

　　什么是用药的根本？一定要先辨病人的寒、热、虚、实，然后再去调药的味道，这样才能达到预期的补泻效果。

　　最后一味药——使药，就是大枣。

肉桂是红色的、温性的、辛味儿的（仔细尝一下，还有点儿甜），这是一味非常好的补肝血的中药。

西医是不管寒、热、虚、实都用五味子，而中医是最讲究对症下药的，所以并不是所有的肝炎都适合用五味子。

什么是用药的根本？一定要先辨病人的寒、热、虚、实，然后再去调药的味道，这样才能达到预期的补泻效果。

大枣是甜味儿的，是甘的。

我之前在北京电视台的《中华文明大讲堂》上说过，女人到了三十五岁，就开始出现"阳明脉衰，面始焦，发始堕"的现象。怎么办？这时候就要喝姜枣茶。一个辛，一个甘，这样才可以起到一种平衡的作用。

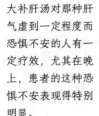

有些人饿的时候就好像胃里面有一个大窟窿似的，这种人除了要补脾胃之气，还得加点儿补心气的药。

有些人饿的时候就好像胃里面有一个大窟窿似的，这种人除了要补脾胃之气，还得加点儿补心气的药。

（8）大补肝汤：专治人惊恐不安、心悸的情况

大补肝汤对那种肝气虚到一定程度而恐惧不安的人有一定疗效，尤其在晚上，患者的这种恐惧不安表现得特别明显。

大补肝汤对那种肝气虚到一定程度而恐惧不安的人有一定疗效，尤其在晚上，患者的这种恐惧不安表现得特别明显。

"肝藏血，血舍魂"，但这类人在晚上睡觉的时候，魂魄没有地方待，总在外面飘着。所以他们常常会出现开灯、关窗户、躲在墙角筛糠（身体发抖）等表现，这些都是肝气虚到极致的症状。

还有的人会因为气儿往上顶，而打特别响亮的空嗝（这种嗝不是因为吃饱了饭而打的），甚至出现心慌、心跳（就是我们所说的自觉心跳——心悸）的现象。

大补肝汤也是以小补肝汤为基础，又加入了一些重镇安神、降逆、止呕的药物。比如代赭石（代赭石是一种红色的矿物药，里面含有铁），还有一味旋覆花和一味竹叶。代赭

石、旋覆花补心；竹叶苦寒，反佐补心药，起到泻心的作用。

如果碰到那种肝病特别严重的患者，还要加一些猪肝、羊肝进去。

这个方子叫合方（以后我们会讲更多的合方），药方中有俩君俩臣，因为我们是冲着两个目标去的——一个补肝，一个补心包。

打空嗝是胃病影响到心，任何症状都不是单一因素决定的。如果出现打空嗝，还得加点儿百合。

碰到那种肝病特别严重的患者，还要加一些猪肝、羊肝进去。

打空嗝是胃病影响到心，任何症状都不是单一因素决定的。如果出现打空嗝，还得加点儿百合。

第十三章
调心的智慧

什么叫有良心，在我看来就是有健康的心脏和心神。

恨是需要积蓄很多力量的，凡是怀恨在心的人，心肠都是硬和冷的；而恨不起来的人，心肠都软，而且偏热。

对于可恨之人，我们只需要相信恶人自有恶人磨的道理就可以了。

1. 心病分为心病、心包病两种，你是哪一种

（1）心病怎么来辨证——"心虚则悲不已，实则笑不休"

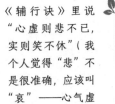

关于调心，《伊尹汤液经》说得非常清楚，把心病分成了心包病和心病。

关于如何调心，《伊尹汤液经》说得非常清楚（读到这些书，就感觉古人太伟大了），把心病分成了心包病和心病。这两种病的用药层次是不一样的（用药的浮、沉、清、浊是不一样的，一般浊、沉的药入心，清、浮的药入心包），但治疗的原则却是一样的，因为它们同属于五行里面的火。

心病怎么来辨证呢？

《辅行诀》里说"心虚则悲不已，实则笑不休"（我个人觉得"悲"不是很准确，应该叫"哀"——心气虚则哀）。

《辅行诀》里说"心虚则悲不已，实则笑不休"（我个人觉得"悲"不是很准确，应该叫"哀"——心气虚则哀）。

（2）心气实有什么表现："心胸内痛""两臂内痛"

我之前有一位患者，她是被抱养的孩子。开始因为她的

养父母不育，然后就抱养了她。但是刚把她抱养到这个家庭不久，这对夫妻就生了个孩子。结果她就和养父母的亲生孩子之间有了隔阂，互相看对方不顺眼，因此就经常挨打。时间久了，这个被抱养的孩子就出现了抑郁的现象。

我第一次见到她的时候，她靠在墙边儿，一边儿自言自语，一边儿不停地笑。"（心）实则笑不休"说的就是她的症状。

诊断后，我给她开了一些药（用了十六味药，我平时开方子基本都是八味药或者十二味药）来帮助她泻心火，因为她心里面堵了太多的东西。

心实病患者会感到"心胸内痛"，这是一种阴寒伤身后的表现，而且还有一个最典型的特点，就是患者会感到后肩胛骨放射痛（心俞和厥阴俞都在上背，肩胛骨边上，厥阴俞在第四胸椎棘突下旁开1.5寸，心俞在第五胸椎棘突下旁开1.5寸）。

心实病就是我们现在所说的冠心病。什么叫冠心病？就是冠状动脉（一个像帽子一样盖在心脏上面的动脉，专门供心脏使用）发生粥样硬化病变，引起血管腔狭窄或阻塞，造成心肌缺血、缺氧或坏死而导致的心脏病。

当人的冠状动脉出现了瘀血，有了不该有的东西的时候，连带心脏也会出现问题，就会出现"心胸内痛"。而且这种心痛还会向后背放射，一旦发作起来就会有一种濒死感。

还有一种表现就是"两臂内痛"，就是沿着心包经到中指，心经到小指，两个手臂内侧会感到特别疼。

> 心实病就是我们现在所说的冠心病。

（3）心气虚有什么表现：气短，不够用，心里发空等

心气虚的人，首先会觉得气短、不够用。很多人认为气短是肺的问题，其实是吸气吸不进去。

有一种病叫肺心病，开始是肺部的问题，到最后就会引起心脏功能的衰竭，所以他们会感觉到气短，还有的人会感觉心里面发空。

（4）心受了外邪有什么表现

有的人还会觉着"胸腹胁下与腰相引而痛"——就是胸腹胁下与腰有一种内在的牵扯痛感。

如果心受了外邪的话还会出现心中痛的症状，容易出现悲、哀的情绪。

还有的人是心脏病会突然爆发，一头就栽倒在地，其实这些都是心神的病，包括我们之前所讲到的癫痫症。

古人有句话叫"心不受邪"，都是由心包代心受邪而为病，如果真的是心受邪的话，那就是神明的散乱，基本上属于一种无药可救的状态。

2.心病还要经方医

（1）如果一个人的心肠很硬、很冷，肯定要得病

那么，如何来治疗心病呢？需要用经方来调养、医治。

《难经·十四难》里讲"损其心者，调其荣卫"。《辅行诀》里讲"心德在耎"（"耎"通"软"）。

心肠要软，心肠要热，这是有良心的表现。什么叫有良心，在我看来就是有健康的心脏和心神。如果一个人的心肠很硬，心肠很冷，那么这个人肯定要得病。

前面讲过，"肝德在散"，所以很多人就认为应该克制、压抑自己的情绪，要制怒，其实这样做反而会把肝气伤得很严重。

还有句话叫"虚其心，实其腹"，就是在说心要软。如果你的心里面变得实了、变得刚了，那么心病也就会接踵而至了。

所以如果有人说，"别人骗了我，出卖了我，但我却恨不起来"，那说明说这话的人是个好人。因为，恨是需要积蓄很多力量的，凡是怀恨在心的人，心肠都是硬和冷的；而恨不起来的人，心肠都软，而且偏热。

对于坏人，我们没有必要硬下心肠去跟他们斗争。即使我们最后把他们干掉了，但那个"后坐力"也会使我们受

心肠要软，心肠要热，这是有良心的表现。

恨是需要积蓄很多力量的，凡是怀恨在心的人，心肠都是硬和冷的；而恨不起来的人，心肠都软，而且偏热。

损，甚至伤害我们。所以我们应该以一种怜悯心、慈悲心去看待世间那些可恨之人。

对于可恨之人，我们只需要相信恶人自有恶人磨的道理就可以了。

（2）过于兴奋的时候，吃点儿酸的东西可以收心

如何补心呢？《辅行诀》中说"以咸补之，以苦泻之"。

如何补心呢？《辅行诀》中说"以咸补之，苦泻之"。

我有几个患者跟我说，他们想辞职不干了，回家歇一个月。我劝他们千万别那样做。因为人一旦放松太久，就很难再提起精神来，慢慢就会变得像一摊软泥。

什么是"怒则气上，喜则气缓"？人笑的时候是干不了活儿的，就像当我们拿着一个东西的时候，别人一挠我们痒痒，我们就会笑，就会把所拿的东西扔掉。

如果我们总处在一种喜、乐的状态，就容易得假日综合征。那怎么办呢？"心苦缓，急食酸以收之"，这时候我们就需要用点儿酸味儿的药来收心，咸味儿的药来补心（苦味儿的药可以用来泻心）。

为什么夏天要喝酸梅汤？因为人出汗太多，盐分流失过多。

为什么夏天要喝酸梅汤？因为人出汗太多，盐分流失过多，热情洋溢——"若有爱在外"，散的心神也多，晚上睡觉还少。当我们的心神散得太开了，比如看世界杯看得过于兴奋的时候（很多人熬夜看世界杯，后来身体就开始出现各种

毛病了），就要喝点儿酸梅汤，收敛一下自己的心气儿，而不是喝啤酒什么的。

（3）内心恨意太多、太重，要吃点儿苦的东西来泻

如果一个人心肠很硬，内心满怀仇恨，就要"以苦泻之"，泻完之后，心就会回归到那个柔软的状态了。

《伤寒杂病论》里面就有很多泻心汤，比如半夏泻心汤、甘草泻心汤、大黄黄连泻心汤等，都来自《伊尹汤液经》的很多内容……

如果一个人心肠很硬，内心满怀仇恨，就要"以苦泻之"，泻完之后，心就会回归到那个柔软的状态了。

（4）小泻心汤：能减轻心脏的负担

关于小泻心汤适用的症状，《辅行诀》里是这样说的："治心中卒急痛，胁下支满，气逆攻膺背肩胛间，不可饮食，饮食反笃者方。"

就是说小泻心汤可以用于治疗冠心病，心里面有瘀血，心里面突然出现了急性痛（相当于现在的心脏病突发），感觉身体里面有气顶到了胸膺（膺窗穴的位置），憋得慌，而且气还窜到了后背，发作的时候不能吃东西，如果吃了，病情会加重等症状。

有很多冠心病患者，都是在吃完饭或者是吃饱饭之后发

民间有句话叫"压炕头饭要少吃"，就是说晚上睡觉前要尽量少吃饭，尤其是老年人。

在南方，有的人会吃蛇，里面的蛇胆勉强还能吃，但如果是吃鱼胆，可能就会引发急性重型肝炎。

病的。所以民间有句话叫"压炕头饭要少吃"，就是说晚上睡觉前要尽量少吃饭，尤其是老年人。

小泻心汤是由三味药组成的，君药、臣药都是苦味儿的药，还有一个咸味儿的佐药。

我之前说过，黄连不算苦，鱼胆也不算苦，比黄连还苦的是龙胆草，比龙胆草更苦的是能导致急性肾坏死的木通（苦味儿的药可以泻心、固肾，但如果固得太过了，就会导致排不出尿来）。在南方，有的人会吃蛇，里面的蛇胆勉强还能吃，但如果是吃鱼胆，可能就会引发急性重型肝炎。

《辅行诀》里面用的苦味儿药是龙胆草——大家都知道有个叫龙胆泻肝汤的方子，龙胆草为什么能泻肝呢？本来，龙胆草泻的是心火，不过"木（肝）生火（心）""实则泻其子"。所以肝火旺了去泻心火就能达到目的——这是君药。

还有一味是栀子，是臣药。一般我们如果用来止血的话会用生栀子，如果是用来泻心的话，我们会用炒栀子（治疗失眠、虚烦不得眠，要用栀子豉汤）。

佐药就是大粒儿盐（古人叫戎盐。戎盐是从西方国家传入的，我们国家的青海湖、新疆一带，会有这种戎盐。从这些地方传过来的戎盐，需要先放在火上烧红了，然后等放凉了再入药。这样催吐的效果特别好）。

服用完这剂药方，直接就可以把心和胃里面多余的东西吐出来，这样心脏的负担马上就会减小了。所以《辅行诀》说"少顷，得吐瘥"，就是说吐了之后，患者的病就可以好转了。这种吃药吐和自己抠嗓子眼儿吐的区别就是，吃戎盐吐的方式不会伤到我们的胃，而抠嗓子眼儿吐的方式会先伤胃后伤心。

吃戎盐吐的方式不会伤到我们的胃，而抠嗓子眼儿吐的方式会先伤胃后伤心。

（5）大泻心汤：专治小泻心汤治不了的心病

如果要治疗的是更加严重的心病，用小泻心汤治疗没有效果的话，就要使用大泻心汤了。

关于大泻心汤适用的症状，《辅行诀》里是这样说的："治暴得心腹痛，痛如刀刺，欲吐不吐，欲下不下，心中懊恼，胁背胸支满，腹中迫急不可奈者方。"

什么意思？就是说大泻心汤可以治疗突然之间胸腹疼得像刀刺一样，而且一刷牙的时候就想吐，但又吐不出来，心里面有一种说不出来的滋味儿（用东北话讲叫硌硬），而且胸胁、后背，都有一种特别压抑、沉闷的感觉的症状。

大泻心汤是在小泻心汤的基础上加入了三味药，一味是比龙胆草还要苦的苦参，一味是豆豉，还有一味是升麻（升麻泻脾，"实则泻其子"，火生土，脾土是心的子）。

尽管苦参也是参，但我们一般都用它来做外洗药。对于一些湿疹、瘙痒（特别是阴囊或者是女性外阴的瘙痒）等症状，如果我们用苦参煎好的汤来洗，效果特别好。但如果是用来吃的，那用量一定要少。因为苦寒的东西都对人的胃有很大的损伤，又加入了豆豉反佐，想想这么一碗又苦又咸的汤喝进去，不吐才怪。

还有的人服用完这剂药后，不吐，而是会拉肚子，通

尽管苦参也是参，但我们一般都用它来做外洗药。

苦寒的东西都对人的胃有很大的损伤。

过泻下的方式排出去（古代中医急救可以通过汗、吐、下这三种途径）。

（6）小补心汤：专治心气虚，苦忧悲，睡不着觉等症状

接下来我来说一说补心汤。

《伤寒杂病论》中有一篇叫《胸痹心痛短气病脉证治》的文章，里面有一个著名的方子——栝楼薤白白酒汤，这是一种小补心汤。专治心气虚、苦忧悲，睡不着觉，有时胸闷，有时背痛的症状。

栝楼（也称为瓜蒌），北京的很多庭院里都种着，它结的果实垂下来，就跟个小木瓜似的。

栝楼是一种很好的中药材，它的根、果实、果皮和种子都可以入药。它的根，中药名叫天花粉；整个果实，中药名叫栝楼；它的果皮，中药名叫栝楼皮；它的种子，中药名叫栝楼仁。

如果我们去尝的话，会感觉栝楼是甜的；但事实上按照《伊尹汤液经》里的总结，它是咸的。这是因为古人对食物、药材味道的感觉，跟我们普通人是不一样的。如果我们去练静坐、练站桩之后再来尝的话，相信就会跟古人有一样的感觉了。栝楼在用的时候需要把它捣得像酱一样，这是君药。

臣药是薤白，薤白就是野蒜。是辣心的——"葱辣鼻子蒜辣心"。什么叫辣心？归经归到心里边儿了。

栝楼是一种很好的中药材，它的根、果实、果皮和种子都可以入药。

蒜有百利，但是也有一害，它的百利主要表现在可以通心，开窍，温补心气儿；而那一害就是会损目——蒜吃多了会让人目昏。

事实上，所有的事物不在于好与不好，而在于适合不适合。比如，吃薤白最好的方式就是用醋腌过之后再吃。这样的传统饮食习惯，在我国的南方，日本、韩国等一些国家依旧保留着，但是我们北方却把它剔除了。

君药和臣药都是咸的，所以佐药应该是苦的，就是我最喜欢用的一种药材——半夏。

古人用的都是生半夏，但我们现在很多人认为半夏有毒，于是用姜、矾之类的东西去对半夏进行加工，最后弄出了一些法半夏、姜半夏之类的东西。

当"心苦缓"的时候，就要"急食酸以收之"。也就是说，这时候需要"白芨浆"（一种黏合剂）——其实就是需要用醋来起到收的效果。

所以，栝楼薤白白酒汤中的酒是苦酒，其实就是醋，也就是说这剂药是需要用醋来煎的。

临床大家焦树德是中日友好医院的学术委员会委员，他写过自己对经方的理解。他认为虽然现在有人用酒，有人用醋，但是自己的实践经验告诉他，用醋的效果更好。

如果你所配制的药，与经方相符的话，就会发现这样的效果是最好的。

事实上，所有的事物不在于好与不好，而在于适合不适合。

当"心苦缓"的时候，就要"急食酸以收之"。

栝楼薤白白酒汤中的酒是苦酒，其实就是醋。

如果你所配制的药，与经方相符的话，就会发现这样的效果是最好的。

（7）大补心汤：专治心神失调的心病

大补心汤，是在小补心汤的基础上，加了一点儿咸味药和酸味药而成的。《辅行诀》里面的咸味药加的是厚朴，温性的；还有枳实，是酸的；还有桂枝。桂枝、枳实是补肝的方子，这是一个合方，补心又补肝。

3.心包病是个什么病

（1）心包病的表现：亢奋，悲、哀等
　　　负面情绪持续时间长

关于心包病，《辅行诀》是这样说的："心胞气实者，受外邪之动也。则胸胁支满，心中澹澹大动，面赤，目黄，善笑不休。虚则血气少，善悲，久不已，发癫仆。"

如果是心包实证的话，它最主要的表现就是情绪的波动。（"心开窍于舌，其华在面"，这句话里面说到的心，指的是心包，而前面所讲的心，指的是心神）。

患有心包实证的人，一般都容易脸红心跳。他们容易出汗，而且有的人会长时间出现亢奋的情绪，比如喜笑或者是激动等。

如果人患有心包虚证，就会面色无华，容易出现悲和哀等负面、阴性的情绪，而且会持续很长时间，还有，心包气虚的人还容易出现突然晕倒，站不起来的症状。

孔子认为"父在，观其志；父没，观其行；三年无改于父之道，可谓孝矣"。就是说父亲去世了之后，三年不改变父亲的志，就叫孝。而且，父亲去世后，儿子还必须得在他

如果是心包实证的话，它最主要的表现就是情绪的波动。

患有心包实证的人，一般都容易脸红心跳。

如果人患有心包虚证，就会面色无华，容易出现悲和哀等负面、阴性的情绪，而且会持续很长时间。

父亲的墓地边儿搭一个棚子，在那儿守三年的墓。从中医的角度来看，这些并不能说明孝。死者长已矣，生者且高歌，把该走的过场走完，让逝者入土为安就可以了。如果一味地沉浸在悲痛当中，只能说明这个人的心气很虚。

如果一味地沉浸在悲痛当中，只能说明这个人的心气很虚。

（2）小泻心包汤：开水冲泡，泡完之后快速取汤服下

在中医眼里，心包比心要靠外，心包在表。因此泻心包的汤，煎的时间一定不能太久，所以就要采用饮的方式。开水冲泡，泡完之后快速取汤服下（就跟现在泡茶一样）。所以小泻心包汤，其实应该叫小泻心饮。

在中医眼里，心包比心要靠外，心包在表。因此泻心包的汤，煎的时间一定不能太久。

小泻心饮里面用到了黄连（黄连特别苦，一味药可以顶两味药），苦味儿的，是君药。

这个方子没有臣药，但是有两味佐药——黄芩和大黄。黄芩和大黄都偏咸，入肺，特别是黄芩。如果肺里面有实热的话，就可以用黄芩来清肺热，效果特别好。

如果肺里面有实热的话，就可以用黄芩来清肺热，效果特别好。

李时珍在写《本草纲目》的时候，在黄芩条下记载了一大篇，因为李时珍说自己"少时犯戒"（他所犯的是色戒）。

犯色戒的结果就是他最后出现了低烧、咳嗽的症状——一到晚上就低烧，而且还不停地咳嗽。然后身体就一天一天变得消瘦，这是个劳损病啊。怎么治？最后救李时珍的是一味药——黄芩。用黄芩煎汤服下，喝完之后，低烧和咳嗽的症状就消失了。所以他打心眼儿里感激这个黄芩，对黄芩的

记录也就特别多。黄芩这味药，既入肺，也入心。

　　大黄是一种泻下的药，泻肺和大肠。也是一种咸味儿的、偏寒的药，但是它也入心。所以小泻心包汤的服用方法，只需要把黄连、黄芩、大黄这三味药，用开水泡一顿饭的工夫（差不多是二十分钟到三十分钟），然后把渣滓捞出来，把汤服下就可以了。

黄芩这味药，既入肺，也入心。

（3）大泻心包汤：专治心律不齐、舌上长疮等症状

　　关于大泻心汤的适用症状，《辅行诀》里载其"治心中怔忡不安，胸膺痞满，口中苦，舌上生疮，面赤如新妆，或吐血、衄血、下血者方"。

　　就是说身体上部有虚火，但是肚脐周围又有点儿凉的患者，表现出来的症状是：心律不齐。

　　心律不齐在中医里叫怔忡，怔是愣怔，突然停跳；忡是突然启动。

心律不齐在中医里叫怔忡，怔是愣怔，突然停跳；忡是突然启动。

　　心包气特别实的人，会出现怔忡的症状，而且还会舌上生疮（我们常说的"口舌生疮"的依据就在这儿），脸红得就像刚抹完腮红似的（面赤如新妆，意思是脸红得跟新化了妆一样）。特别是在心包热的时候，还会出现动血（血会往心脏的位置流，影响心神，会迫血妄行，造成人急性出血的现象）。而且在鼻子、眼睛、口、舌还会出现衄血（一种非外伤所致的，某些部位的外部出血症）的现象。

我治疗过的一位患者就是舌衄，他的舌头当时一个劲儿地往外渗血，这是因为心火过于旺盛而导致的。

大泻心包汤在小泻心包汤的基础上，又加入了一些泻肝的药——一点点炮姜，还加了一些芍药。

如果我们身边有人急性出血该怎么办呢？如果有小孩子急性出血，比如鼻衄，我们一般会用一点儿白茅根，用水去煮，然后喝下煮好的白茅根汤，这样治疗鼻子出血的效果比较好。

另外，我们还可以通过吃藕的方式，来治疗这种鼻子出血的情况，因为藕汁的止血效果也是非常好的。但是由于这些药都特别凉，所以一定要先正确判断患者是实热证，才可以服用。

如果有小孩子急性出血，比如鼻衄，我们一般会用一点儿白茅根。

藕汁的止血效果也是非常好的。

（4）小补心包汤：专治打空嗝，沉浸在负面情绪出不来的症状

对于那种沉浸在某种负面的情绪中久久出不来的人，我们就要用到小补心包汤了。

《辅行诀》是这样说的："治血气虚少，心中动悸，时悲泣，烦躁，汗自出，气噫，不欲食，脉时结者方。"

就是说这一类患者通常血气虚少，常常无缘无故地就哭了，而且这种哭不是有声地哭，而是默默地泣。

哭和泣有什么区别？哭是有声音的，比如号啕大哭；而泣是无声的，是在那儿滴滴答答流眼泪，比如泣不成声。而

且泣比哭所表达的感情要更悲伤，所以泣的人看起来会更可怜，更容易让人怀有同情之心。

而且这些人多会出现打空嗝（就是没吃饱饭，还总打嗝）的情况。后来，《伤寒杂病论》发展出一个方子叫旋覆代赭汤，用于治疗"心下痞鞕，噫气不除"的症状（噫：心里特别空虚的那种感觉。噫气：打空嗝）。就是说患者会不停地打空嗝。总打空嗝的人是伤心了，不是伤胃了，吃饱了打的嗝才跟胃有关。

对于这些需要补心包的人，我们就要用到小补心包汤了。小补心包汤里面包括旋覆花和代赭石（代赭石是咸味儿的，是一种矿物药，但是用之前先要把它烧红了，然后用醋淬一下，收一下心），这两味药都是咸味儿的。

对于旋覆花这味药，张锡纯（张锡纯先生是近现代中国，中医学界的泰斗。而且他对中医的理解，完全是靠自己悟出来的）先生有过特别精辟的论述。张锡纯先生是谁呀？是我母亲的师爷。我母亲的师父马衡枢老师，就是跟从张锡纯先生学的中医。

中医里有句话叫"诸花皆升，旋覆独降"。就是说所有的花，都是往上走的，比如荷花、玫瑰花、菊花……只有旋覆花是往下沉降的。而且按照《伊尹汤液经》里面的说法来看，旋覆花的味道应该跟栝楼和薤白是一样的，是咸味儿的。

张锡纯先生在他的《医学衷中参西录》中有关论述旋覆花的文字里面说："我行医发现，在盐碱地里面长的旋覆花效果最好。"

张锡纯先生是靠静坐通神的人，他在书里讲到了如何去

泣比哭所表达的感情要更悲伤，所以泣的人看起来会更可怜，更容易让人怀有同情之心。

总打空嗝的人是伤心了，不是伤胃了，吃饱了打的嗝才跟胃有关。

中医里有句话叫"诸花皆升，旋覆独降"。

静坐，如何内视，如何反观……

有了旋覆花、代赭石这两味君臣之药，再用一个泻心的药——竹叶（反佐的药）。

现在药房里有一种药叫淡竹叶，但是跟竹叶根本不是一回事儿。淡竹叶什么味道？淡味儿的，甘淡味儿，跟茯苓一样，它具有利尿的作用；而竹叶是苦味儿的，是可以泻心火的，用于治疗很多急性的感染病，比如红肿、热痛、烧灼，包括一些尿路的感染。

过去的穷人，如果有谁患了急性尿路感染（尿频、尿急、尿痛）的疾病，就会从扫院子用的那种竹子做的大扫帚上面，揪几把竹叶，拿回家去用水煮一煮，然后喝掉，就可以起到清热泻火的作用。

《黄帝内经·素问·至真要大论》里有句话叫："诸痛痒疮，皆属于心。"所以人的这种急性、红肿热疼的感染症状都是心火过旺所致。那么怎么来泻心火呢？这就需要用一些苦味儿的药了，所以竹叶刚好可以用来反佐。

豆豉是咸味儿的，臣药。最后再用一个酸味儿的药——山茱萸收一下。我曾经说过，如果有人上气不接下气的时候，就要泡一个黑色的东西——山茱萸，山茱萸是酸味儿的。"心苦缓，急食酸以收之。"

（5）大补心包汤：专治重度厌食症等病

大补心包汤又是用来治什么的呢？《辅行诀》里是这么

在侧栏：

现在药房里有一种药叫淡竹叶，但是跟竹叶根本不是一回事儿。

《黄帝内经·素问·至真要大论》里有句话叫："诸痛痒疮，皆属于心。"所以人的这种急性、红肿热疼的感染症状都是心火过旺所致。

说的："治心中虚烦，懊憹不发，怔忡如车马惊，饮食无味，干呕，气噫，时或多唾涎，其人脉结而微者方。"

　　就是说用于治疗极度的厌食症。有的人明明饿得像干柴一样，但还是不想吃东西。这是因为没有心气儿，没有心气儿哪来的食欲啊。

　　患有厌食症的人总打嗝儿，心口觉得堵得慌，而且因为心口堵，还会总往上漾口水，干呕。他们会觉得所吃的东西没有任何滋味儿，而且平时动不动就会觉得心烦。

　　大补心包汤是治疗厌食症最好的方子，它是在小补心包汤的基础上加入了一些补脾胃的、甜味儿的药——党参（《伊尹汤液经》《伤寒杂病论》《辅行诀》里面说的人参，都指的是党参，都是甜味儿的）、炙甘草（就是用蜜把甘草炒了一下）和干姜。所以这个方子既可以补心气，还可以补脾胃之气。

没有心气儿哪来的食欲啊。

患有厌食症的人总打嗝儿，心口觉得堵得慌，而且因为心口堵，还会总往上漾口水，干呕。

第十四章
调脾的智慧

脾虚的人，总是觉得饥饿，胃肠空虚，身体发沉，懒得动。

总吃甜的东西就会伤肾，所以就要赶紧未雨绸缪，用点儿苦药，补补肾，免得脾胃还没补好，先把肾漏空了。

1.脾胃不好有什么表现

关于脾胃病的症状,《辅行诀》是这样说的:"脾病者,必腹满肠鸣,溏泻,食不化。虚则身重,若饥,肉痛,足痿不收,行善瘲,脚下痛。

"邪在脾,则肌肉痛,阳气不足,则寒中,肠鸣,腹痛,阴气不足,则善饥。皆调其三里。"

(1) 脾实病的人有什么表现: 大腹便便,肠鸣,腹泻等

上面这段话是说:如果患有脾实病(脾出现实证)的人,会出现以下这些症状:

第一,肚子一定是大腹便便的样子。

第二,会出现肠鸣的现象(肚子里有水响,因为喝进去的很多水消化不了,留存在体内,就变成了一肚子"坏水")。

第三,出现腹泻的症状。有的人甚至吃进去的东西完全无法消化——吃进去什么,就原封不动地排出来什么。

也许有的人会问,吃什么,就拉什么,不是虚证吗?其

肠鸣就是因为喝进去的很多水消化不了,留存在体内,就变成了一肚子"坏水"。

实，吃完东西之后拉出来的是食糜的才是虚证；完谷不化，是实寒证。

吃完东西之后拉出来的是食糜的才是虚证；完谷不化，是实寒证。

（2）脾虚病的人有什么表现：
总觉得饿，身体沉重，懒得动等

如果是脾虚的人，总是觉得饥饿，胃肠空虚，身体发沉，懒得动——有的人稍微动一下，还会出现发低烧的症状。

脾虚的人，总是觉得饥饿，胃肠空虚，身体发沉，懒得动。

还有的人，在外面稍微吹了点儿凉风或者是空调稍微凉点儿，马上就会拉肚子。因为脾的阳气不足，就容易寒中。

脾的阳气不足，就容易寒中。

还有的人，他们的脾不能够把消化好的东西吸收进来，所以他们总是在吃东西，但总觉得饿。因为他们吃进去的东西被全部排了出来，体内没有吸收。

2.治疗脾病有什么名方

（1）"脾德在缓""以甘补之，辛泻之" "脾苦湿，急食苦以燥之"

　　如果要用针灸来治脾病，调足三里穴就可以了。

　　用饮食如何调治呢？《辅行诀》里记载："肝德在散。……以辛补之，以酸泻之""心德在耎。……以咸补之，苦泻之""脾德在缓。……以甘补之，辛泻之""肺德在收。……以酸补之，咸泻之""肾德在坚。……以苦补之，甘泻之"。

　　其中"脾德在缓"的意思就是说脾最好处于一种从容不迫、慢慢吸收的状态（我们之前也说过"肝苦急，急食甘以缓之"）。"以甘补之"，就是要用甜味儿的东西来补脾，以适合脾慢慢悠悠的状态。

　　另外，"辛泻之"，用什么来把脾推动起来呢？这时候就需要用辛味儿的药去泻它了。所以很多人说自己一吃辣的东西就拉肚子，甚至有的人吃韭菜还会拉肚子，这都是在泻脾。

　　那"脾苦湿，急食苦以燥之"是什么意思？就是说脾特别容易吸收一些水湿、痰饮的东西，而且会使身体里面变得很潮湿。这时候就要吃点儿苦的东西来燥湿——苦的东西就像活性炭、干抹布、纸巾一样，可以吸收脾里的湿。

（2）小泻脾汤（四逆汤）：专泻脾内阴寒、污浊的水湿、痰饮

四逆汤其实就是小泻脾汤。当我们的脾积聚了太多阴寒、污浊的水湿、痰饮的东西时，就需要泻脾了。

对于小泻脾汤适用的症状，《辅行诀》里是这样说的："治脾气实，下利清谷，里寒外热，腹冷，脉微者方。"

如果患者在服用过药之后，出现睡不着觉、上火、起口疮或者腹泻的症状，那说明辨证是对的，但用量却不对（量大了）。比如，如果患者一开始是一天服用两次而出现了这样的症状，那你就可以给他减到一天一次。

所以，治病的时候，不仅要分清患者得的是什么病，而且还要把握好药的用量。

这一类患者，他们的肚子一般都比较大，而且肚子特别阴寒，膝盖也特别凉，吃什么东西都会长肉，就像我们常说的"喝口水都会长肉"。

小泻脾汤里面一共用到了三味药，君药、臣药都是辛热的，佐药是甜味儿的。

关于小泻脾汤的方子，《辅行诀》里是这么说的："附子一枚（炮），干姜、甘草（炙），各三两。上三味，以水三升，煮取一升，顿服。"

意思就是说，取炮制后的附子（炮附子和生附子的区别在哪？炮附子的毒性稍微小一点儿，但是炮附子特别辛辣。我之前用一百克附子、十克细辛、二十克干姜，治疗过腿太过阴寒的症状）一枚，干姜、炙甘草（炙甘草是用来反佐）三

> 治病的时候，不仅要分清患者得的是什么病，而且还要把握好药的用量。

> 炮附子的毒性稍微小一点儿，但是炮附子特别辛辣。

两，用三升水，来煮这三味药。直到煮得最后只剩下一升的时候，把药盛出来，等稍凉了之后，一次性喝下去可以了。

（3）大泻脾汤：
专治肚子胀、排便困难、反呕

对于大泻脾汤的适用症状，《辅行诀》里说："治腹中胀满，干呕不能食，欲利不得，或下利不止者方。"

就是说如果一个人的肚子特别胀，根本运化不开，而且下面无法排便，上面往外反呕的话，就要用到大泻脾汤了。

大泻脾汤是在小泻脾汤的基础上加入了一些通便的药——大黄、黄芩、枳实，来帮助患者通便。

（4）小补脾汤：专治吃了东西不消、不化、腿肚子转筋等

什么时候我们会把甘草当成君、臣之药来用呢？这就要说说小补脾汤了。

关于小补脾汤治疗的病症，《辅行诀》里是这样说的："治饮食不化，时自吐利，吐利已，心中苦饥。或心下痞满，无力，身重，足痿，善转筋，脉微者方。"

就是说小补脾汤是用于治疗肌肉萎缩，身体无力，身子

如果一个人的肚子特别胀，根本运化不开，而且下面无法排便，上面往外反呕的话，就要用大泻脾汤了。

发沉，吃了东西不消、不化，吃了就吐了，或者是吃后也排便了，但仍感觉到饿，还有经常腿肚子转筋（现代医学对此的解释是——电解质紊乱，而我们中医认为是脾气不足造成的）的症状。

小补脾汤的君药是党参（为君者，一定是有他的特殊作用的，不能取代。比如大枣就像个小混混，跟谁都能搭，就是不能当君）。

臣药是炙甘草。生甘草或者是生黄芪，是入肾的，是利尿的；但是炙甘草或者炙黄芪，是入脾胃的。

由此可见，炮制的方法不同，会导致药物的归经走向发生变化，所以说古人用药是很精细的。

佐药是干姜。我们在平时吃东西的时候加点儿姜或者是桂，可以防止因食物太甜而令人感到腻的情况出现。

最后的使药是一味苦药——白术。

古代的术是不分苍术和白术的，而现在我们把它分开用了。苍术偏辛，性温；白术偏苦，性温。另外，如果遇到一些胎漏（妊娠之后，阴道下血不止，可导致胎动不安、胎死母腹、小产等，亦可引起胎儿的畸形）的情况，都可以用白术。

为什么用苦药？因为如果你总吃甜的东西就会伤肾——总吃甜的东西利尿，所以就要赶紧未雨绸缪，用点儿苦药，补补肾，免得脾胃还没补好，先把肾漏空了。

 炮制的方法不同，会导致药物的归经走向发生变化，所以说古人用药是很精细的。

总吃甜的东西就会伤肾——总吃甜的东西利尿，所以就要赶紧未雨绸缪，用点儿苦药，补补肾，免得脾胃还没补好，先把肾漏空了。

（5）理中丸：专门补脾

如果我们把小补脾汤里面用到的那些药材磨成散，再搓成丸，就变成了理中丸。

现在的药店有一种药叫附子理中丸。附子理中丸跟理中丸的区别在于，**附子理中丸是用来泻脾的，理中丸是用来补脾的。**

《辅行诀》认为，如果有人肚子很凉，而且还绞痛，那么他就是有寒气。这个时候就要加一枚附子，但是加了附子就要把白术去掉。因为这就相当于把一个补脾汤变成了泻脾汤。当我们在泻脾的时候，就没有必要再去顾及肾的事儿了。

附子理中丸的君药是附子，臣药是干姜，佐药有两个——党参、甘草，就是为了避免"后坐力"太大。所以理中丸是一个缓补的药，理中汤是一个峻补（通过使用强力药可以马上补起来）的药，而附子理中丸是一个泻药，用来泻脾胃所受的寒。

（6）大补脾汤：专治身体虚到了一定程度的症状

大补脾汤是在小补脾汤的基础上，加入了一些补肺气的药——麦冬、五味子、旋覆花。

《辅行诀》认为，如果有人肚子很凉，而且还绞痛，那么他就是有寒气。这个时候就要加一枚附子，但是加了附子就要把白术去掉。

关于大补脾汤适用的症状，《辅行诀》的原文是这样说的："治脾气大疲，饮食不化，呕吐下利，其人枯瘦如柴，立不可动转，口中苦干渴，汗出，气急，脉微而时结者方。"

就是说大补脾汤能治疗那些枯瘦如柴，站在那儿不能灵活自如地转动，口中感到苦而且渴，虚到了一定的程度的患者。我们中医里有句话叫气阴两伤，说的就是这种情况。

什么叫气阴两伤？金生水，人的津液，比如唾液，都是在肺气的推动下产生的。肺气推动不了的时候，人就会干；脾气推动不了的时候，人就会气虚。手太阴肺、足太阴脾，两个太阴都虚了，所以要用大补脾汤。

> 金生水，人的津液，比如唾液，都是在肺气的推动下产生的。

第十五章

调肺的智慧

如果一个人总在那儿吭鼻子（没有鼻涕，却总是通鼻子），那就说明他的肺气是虚的。

肺气实的人，除了会出现哮喘、急促地呼吸，还有就是会咳。

咳和嗽其实是不一样的，古人对咳和嗽的定义非常明确。有声无痰称为咳，有痰无声叫嗽。

1.肺不好有什么表现

（1）肺气虚的人有什么表现：吭鼻子

关于肺，《辅行诀》是这样说的："肺虚则鼻息不利；实则喘咳，凭胸仰息。

"肺病者，必咳喘逆气，肩息，背痛，汗出憎风。虚则胸中痛，少气不能报息，耳聋，咽干。

"邪在肺，则皮肤痛，发寒热，上气喘，汗出，咳动肩背。取之膺中外腧，背第三椎旁，以手按之快然，乃刺之，取缺盆以越之。"

鼻息不利是《伤寒杂病论》里提到的一种叫鼻鸣的症状。什么叫鼻鸣？如果一个人总在那儿吭鼻子（没有鼻涕，却总是通鼻子），那就说明他的肺气是虚的。

如果一个人总在那儿吭鼻子（没有鼻涕，却总是通鼻子），那就说明他的肺气是虚的。

（2）肺气实的人有什么表现：
呼吸急促，爱咳

肺气实的人，除了会出现哮喘、急促地呼吸，还有就是会咳。

肺气实的人，除了会出现哮喘、急促地呼吸，还有就是会咳。

咳和嗽其实是不一样的，古人对咳和嗽的定义非常明确。有声无痰称为咳，有痰无声叫嗽。

而且有的肺病患者会出现张口抬肩、背痛、出汗、恶风（讨厌刮风，稍微有点儿空气流动，他们就会受不了）的症状。还会出现胸中痛，表现是什么？就是咳嗽的时候连带着胸口疼。

还有的患者气短，不能够维持一定的呼吸节奏，当外邪侵犯到肺的时候，还会出现皮肤痛痒的现象。有的人还会出现一会儿感觉冷，一会儿感觉热的现象。而且如果用手按他的第三胸椎棘突下旁开 1.5 寸，他会觉得快然（快乐如意的样子）。这些都是肺不好的表现。

咳和嗽其实是不一样的，有声无痰称为咳，有痰无声叫嗽。

胸中痛的表现是什么？就是咳嗽的时候连带着胸口疼。

2.治疗肺病有什么名方

（1）小泻肺汤：专治咳喘不能平躺的症状

《辅行诀》里是如何调肺的呢？我们先看一下小泻肺汤。

组方原则——"肺德在收"。《黄帝内经·素问·四气调神大论》里讲："春三月，此谓发陈。""夏三月，此谓蕃秀。""秋三月，此谓容平。""冬三月，此谓闭藏。""收敛神气，使秋气平。无外其志，使肺气清。此秋气之应，养收之道也。"所以通过呼吸，能把气吸进（收进）身体里，这是肺的一个功能。

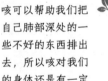

通过呼吸，能把气吸进身体里，这是肺的一个功能。

如果你的鼻子堵得都吸不进来气，那就有问题，因此就要"以酸补之，咸泻之；肺苦气上逆，急食辛以散之，开腠理以通气也"。意思是如果用酸的收得过劲儿了，收得肚子里全是痰浊、黏液，这时候就要赶紧用咸味儿的泻药把它从大肠排出去，或者从肺里面咳出去。

咳可以帮助我们把自己肺部深处的一些不好的东西排出去，所以咳对我们的身体还是有一定好处的。

什么叫气上逆？就是我们说的咳。咳可以帮助我们把自己肺部深处的一些不好的东西排出去，所以咳对我们的身体还是有一定好处的。

如果想把患者肺里面的瘀血、痰浊排出去的话，就应该给他用辛味儿的药（不一定是辣的，辛凉的也可以）。而如果一个人的咳已经成为一种病态的表现（肺里面没有瘀血、痰浊，但他还是总咳），这时候就要用特别酸的药给他收敛一下，最酸的药是涩药（酸到极点就变成涩了）。举个例子，银杏就是由酸变成涩的。

那为什么用辛味儿的药就能帮助治疗"肺苦气上逆"呢？因为肺主皮毛腠理，可以帮助通气。

我之前在讲《黄帝内经》的时候说过，人的皮肤也有呼吸的功能（前几年流行一种类似雨衣面料的、具有保暖功能的衣服，各种颜色的都有，而且在下雨的时候，还可以当雨衣用。但是由于这种面料不透气，穿上之后会感觉很不舒服，感觉捂得慌，皮肤无法呼吸，所以很多人穿着穿着就扔掉了，最终这种面料被淘汰了）。

我们不少人都有这样的经历，当我们的皮肤突然碰到冷的东西就会起鸡皮疙瘩；有的时候受到惊吓，也会起一身鸡皮疙瘩。这是因为那时候我们的肺气收了起来——我们呼吸的边界线关闭了。但如果我们的肺气总是处于收起来的状态，那就会出现像狗一样呼吸的症状——所有的呼吸不是通过腠理（皮肤）走一部分，全是通过口鼻，这种情况的患者也是"肺苦气上逆"。

怎么办？只要把他的散热通道打开之后，他的"肺苦气上逆"症状就可以得到缓解。

小泻肺汤适用的症状，《辅行诀》里是这样说的："治咳喘上气，胸中迫满，不可卧者方。"

咳喘的人有个特点就是：不能平躺，因此很多人都是一

> 为什么用辛味儿的药就能帮助治疗"肺苦气上逆"呢？因为肺主皮毛腠理，可以帮助通气。

> 如果我们的肺气总是处于收起来的状态，那就会出现像狗一样呼吸的症状。

> 咳喘的人有个特点就是：不能平躺，因此很多人都是一坐就一晚上。

坐就一晚上。

　　小泻肺汤里面用到的君药，叫葶苈子。这个药特别小，相当于芝麻的五分之一那么大。我们现在煎葶苈子的时候都需要把葶苈子包起来，不然葶苈子都在汤上面漂着。喝的时候就不方便，还得先把葶苈子吹走然后再喝。古代采用的方法是"葶苈子熬黑，捣如泥"。

　　臣药是大黄，大黄是咸味儿的，能泻肺，能泻大肠，还能入心。佐药是芍药。

臣药是大黄，大黄是咸味儿的，能泻肺，能泻大肠，还能入心。

　　小泻肺汤有个特点就是，里面葶苈子的泻肺气功能特别强，所以《辅行诀》里写道："以水三升，煮取二升，温分再服，喘定止后服。"就是说用三升水去煎，取两升，分成两次喝（一天喝两次），如果患者不喘不咳了，就要马上停止服药，避免中毒（我的患者一般都是两周换一次方子，因为患者的症状是在变化着的，总用一个方子肯定是不行的）。

（2）大泻肺汤：专治大小便闭，身面肿等症状

　　关于大泻肺汤适用的症状，《辅行诀》里是这样写的："治胸中有痰涎，喘不得卧，大小便闭，身面肿迫满，欲得气利者方。"

　　大泻肺汤的适用症状除了小泻肺汤里的那些，还出现了大便、小便全排不出来，身上、头面都很肿的情况。而且这些人也无法打嗝、放屁了，整个全部都是收敛的。

这类患者绝对是重病。

大泻肺汤在小泻肺汤的基础上加入了甘草、黄芩、干姜。

我们看一些近代名医写的书，都会有一个感慨：经方如果使用得当，收到的效果就是奇效，就是匪夷所思的。经方的配伍完全是神来之笔，因为它看到了药物背后的气和神。所以我建议中医开方子，一定要按经方的君臣佐使来。这样即使效果不是很好，也知道是什么原因，还有依据可循。不然就会堆砌一堆东西，治好了也不知道怎么好的，出了问题也不知道问题是在哪儿出的。而且当你使用经方，看到了它又快又好的效果之后，你会慢慢地越来越喜欢使用它。

> 经方如果使用得当，收到的效果就是奇效，就是匪夷所思的。

（3）小补肺汤：专治自汗、气短等症状

小补肺汤跟泻肺汤的闭、收相反，补肺汤就是补漏洞。

关于小补肺汤的适用症状，《辅行诀》里是这样描述的："治汗出口渴，少气不足息，胸中痛，脉虚者方。"就是说这类患者表现出的是自汗，他们的腠理是开着的，没有使用宣散的药物，但是一动就漏汗（指表证发汗太过，以致阳气受伤，卫虚不固，汗液漏出不止的现象）。而且自汗的人非常容易感冒、气短。有的患者的鼻子既闻不到气味儿，也无法用来呼吸，干脆就用嘴呼吸。

> 自汗的人非常容易感冒、气短。

小补肺汤，君药是麦门冬。麦门冬这味药既补肺气又补肺津。我在前文讲过，爬山的时候，嘴里含一块儿麦门冬，

你就不会渴，不会那么焦躁。还有，我妈看马拉松比赛的时候，看到参赛者跑到马路边儿上，拿桶水往头上浇，就说："哎呀，应该弄两片儿麦门冬啊！"

很多补肺的中药实际上都可以生津液。但如果一个人津液太多，出现水肿，这时候可就千万不能再用这些酸味儿的补肺气的药了。

麦门冬又叫麦冬，或者叫寸冬。因为所有的麦门冬的小根节，都是一寸长，没有太长的（就像原来的鲫鱼没有大过半斤的一样，而现在的鲫鱼长得都跟鲤鱼似的，大得吓人）。麦门冬还有个兄弟药叫天门冬，也叫天冬。天门冬的性味、归经和麦门冬完全一样，但它的效果不如麦门冬好。

麦门冬有一点特别不好，就是太寒。

举个例子，我的师父裴永清，当时因为出身不好，刚从黑龙江中医学院毕业，就被下分到呼兰区下属的一个乡镇医院里。当他突然接到通知说，大学生能考研究生了。他想把握住这个机会，于是就熬夜复习，最后熬得口干舌燥。因为他是学中医的，知道熬麦门冬喝可以缓解口干舌燥的症状。结果由于他不停地熬夜，不停地喝，喝得太多了，麦门冬的寒气就入了骨。后来我的老师得了类风湿，一辈子都没好。

所以有时候人和命运做斗争，总是需要付出一些代价，然后才会得到你想要的。

麦门冬还有一个作用——治胃络脉绝。

如果有人患有萎缩性胃炎，你可以给他们用点儿麦门冬。我之前还讲过，可以给萎缩性胃炎患者吃荸荠。所以如果是特别干、特别燥的时候，就要吃这种滋阴、润燥的东西。

很多补肺的中药实际上都可以生津液。

麦门冬有一点特别不好，就是太寒。

有时候人和命运做斗争，总是需要付出一些代价，然后才会得到你想要的。

如果有人患有萎缩性胃炎，你可以给他们用点儿麦门冬。

臣药是五味子，山茱萸也可以，但是山茱萸的药性太强。

佐药是咸味儿的旋覆花。之前我们提到旋覆花，是在补心气的方子里面用的。我讲过张锡纯老师发现盐碱地的旋覆花最好——旋覆花是咸味儿的，偏温，所以能治肺里面的痰涎、浊液。

慢慢学经方多了你就能看到，同一味儿的药，同一性的药，或者是寒热也一样的药，它们的归经是不一样的。

> 慢慢学经方多了你就能看到，同一味儿的药，同一性的药，或者是寒热也一样的药，它们的归经是不一样的。

每种药都有一个自己擅长的归经，有的擅长入心，就去补心；有的擅长入肺，就去泻肺；有的擅长入肾，就去润肾。只有完全了解了它们之后，才能知道什么症状该用什么药。就像诸葛亮只有充分了解自己的将士，才能做到用兵如神是一样的。

用了这么多酸味儿的药，就容易把肝气压制住，所以一定要用一个辛散的使药——细辛。

有一种说法叫"细辛不过钱，通草飞上了天"，这是我在药店里抓药的时候跟老药工学到的。"钱"是古代的计量单位，一钱约等于现在的三克，这句话就是说细辛在用量上一定要慎重。这里说的不能过钱指的是成散、成面儿的细辛，就是那种直接吞服的药。组成的药是没有这个限定的，《伤寒杂病论》里有的方子，用细辛用了一两。但是如果是刚开始用药的时候，最好也不要过钱，这样比较稳妥。

> 细辛在用量上一定要慎重。

其他的辛味儿药，比如说辛夷，也是宣散的。辛夷是一个非常好的通鼻窍的药，白芷也可以。

> 辛夷是一个非常好的通鼻窍的药，白芷也可以。

（4）大补肺汤：专治烦热汗出，口干，耳聋等症状

关于大补肺汤的适用症状，《辅行诀》里是这样描述的："治烦热汗出，少气不足息，口干，耳聋，脉虚而快者方。"就是说患者出汗，气短，嘴干、没有津液，甚至出现了脉象特别弱、跳动无力，但心律又特别快的症状。这个时候，患者的"神"就快散了，得用大补肺汤来治。

大补肺汤在小补肺汤的基础上又加入了一些滋补肾水的药材——地黄、竹叶、甘草。

第十六章
调肾的智慧

"肾德在坚。……以苦补之，甘泻之。肾苦燥，急食咸以润之，致津液生也。"

肾主志，这个"志"不等于意志。我们说"这个人有坚强的意志"，有坚强的"意"是强迫症，有坚强的"志"才是健康的。

一旦女性出现脸肿，男性出现腿肿、脚肿，就说明问题已经很严重了。

1.肾不好有什么表现

关于肾病,《辅行诀》里是这样说的:"肾气虚则厥逆;实则腹满,面色正黑,泾溲不利。

"肾病者,必腹大胫肿,身重,嗜寝。虚则腰中痛,大腹小腹痛,尻阴股、膝挛,髀腨足皆痛。

"邪在肾,则骨痛,阴痹。阴痹者,按之不得。腹胀,腰痛,大便难,肩背项强痛,时眩仆。取之涌泉、昆仑,视有余血者尽取之。"

（1）肾气虚的人有什么表现:
手脚凉,腹中痛等

肾气虚的人容易手脚冰凉,因为他们没有额外的力和气去顾及自己的"枝节末梢"。

肾气虚的人,还会出现腰中痛的症状。有的人也会出现腹痛的症状,这也是肾虚的表现。

还有的患者大腿关节（就是股骨头）、膝关节……这些有筋骨的地方,还会出现痉挛收缩的情况,还有的患者会

肾气虚的人容易手脚冰凉,因为他们没有额外的力和气去顾及自己的"枝节末梢"。

有的人也会出现腹痛的症状,这也是肾虚的表现。

出现脚后跟儿疼的症状。包括我之前脚踝疼，也跟肾有关系——喝酸梅汤喝太多了，收敛得过劲儿了（津生水），把寒气全聚那儿了。

（2）肾气实的人有什么表现：
水肿、排尿困难、脸发黑等

肾气实的人会出现水肿、排不出尿、脸发黑的症状。

我认识的很多人都吃六味地黄丸，他们把自己吃得一脸乌黑，但是还继续吃。还有的人喝绿茶，也是把自己的脸喝得发黑。绿茶、地黄什么味道？苦寒，如果没用对，当然就会出现面色发黑的症状。还有的人脸上会出现水斑，这也是寒的表现。

肺主收敛，肾主闭藏，所以，如果患者排不出尿，排不出大便，你就可以从肺和肾这两个脏上去找原因。所谓"不利"，就是排小便时滴滴答答的，排不痛快；还有一种"不利"就是，总觉得大便排不干净。这些都是肾气的问题，肾气收藏太过。

如果肾病发展到更加严重的阶段，肚子就会肿起来，胫骨也会肿起来（胫骨，又叫迎面骨）。

在肾病的早期表现里，我们中医还有个词儿叫胫酸眩冒，就是小腿骨总感觉酸。我治过几位遗精的患者（包括手淫成瘾戒不掉的人），他们有一个症状就是小腿酸，中医称

> 绿茶、地黄什么味道？苦寒，如果没用对，当然就会出现面色发黑的症状。

> 肺主收敛，肾主闭藏，所以，如果患者排不出尿，排不出大便，你就可以从肺和肾这两个脏上去找原因。

之为"胫酸"。

胫肿就是小腿水肿，如果你往那儿一按，就会出现坑。

眩冒是什么意思？胫酸眩冒是肾精不足的一个表现。"眩"字就是眼前发黑，"冒"字是好像头上戴了一顶帽子。有的人说自己头重如裹，就是说头上像裹了层什么东西似的，不清醒。

这种肾病患者还有一个表现是，一天到晚就躺那儿睡，还睡不醒（心病的人是睡不着，肾病的人是睡不醒）。《伤寒杂病论》中有句话叫"少阴之为病，脉微细，但欲寐也"，就是说往那儿一坐就开始打瞌睡。有的人一边儿开车，一边儿打瞌睡，想想都觉着危险。

"邪在肾"的邪是指六淫外邪。除此之外患者还感觉骨头疼，而且阴寒还会把他们的气血阻塞掉。

延伸阅读：开慧需精足，精足不思淫

任何动物（包括人），只要身上有创口，本能地都会先舔一下。为什么？因为唾液里含有丰富的酶，能促进伤口的愈合。

怎么治口腔溃疡？一般都说吃维生素 C，但在中医看来，患口腔溃疡的原因是肾精不足。

其实，很多病的根源之一就是肾精不足。而肾精足的人，不仅活得长，活得质量还好。

《伤寒杂病论》中有句话叫"少阴之为病，脉微细，但欲寐也"，就是说往那儿一坐就开始打瞌睡。

"邪在肾"的邪是指六淫外邪。

其实，很多病的根源之一就是肾精不足。而肾精足的人，不仅活得长，活得质量还好。

在中医里，所谓止损，就是让肾精别再漏了。止损又分为两种，第一种叫补——让它不漏；第二种叫益——往里填补肾精。

如何填补肾精？我们可以吃五谷、站桩。

道家说："精足不思淫，气足不思食，神足不思睡。"精足之人的层次和境界是精不足之人所无法理解的。女性根本不是精足之人关注的重点，他们的想法是拯救世界。

精足的人，重要的一种表现就是开慧了。

如何填补肾精？我们可以吃五谷、站桩。

精足的人，重要的一种表现就是开慧了。

2.治疗肾病有什么名方

(1) "肾德在坚" "肾主志"

肾病应该怎么治呢?

《辅行诀》是这样说的:"肾德在坚。……以苦补之,甘泻之。肾苦燥,急食咸以润之,致津液生也。"

"坚"的反义词是"软",肾主水,它的对立面就是火,所以心一定要是软的,骨头一定要是坚的。

所以,肾不好的人应该吃一些苦味儿的药物,比如说黄檗。

明清的一些医家说"苦能坚肾"。

肾主志,这个"志"不等于意志。我们说"这个人有坚强的意志",有坚强的"意"是强迫症,有坚强的"志"才是健康的。所以越王勾践卧薪尝胆,就是用来坚志的。如果我们想要坚自己的志,想增强自己的记忆力或者是志向,就可以喝茶。

和尚不可以喝酒,不可以吃肉,但是却可以喝茶。为什么?因为喝茶之后,一个是容易让神灵出来,灵感、灵动就会变得容易出现;再一个就是会让记忆力变好。但需要注意的是,一定要控制量,不能因为喝茶喝多了而排不出尿。

"坚"的反义词是"软",肾主水,它的对立面就是火,所以心一定要是软的,骨头一定要是坚的。

肾主志,这个"志"不等于意志。我们说"这个人有坚强的意志",有坚强的"意"是强迫症,有坚强的"志"才是健康的。

我经常说："要想活得好，多吃苦，少吃甜。"因为甜的吃多了，牙齿容易被损坏，骨质也容易变疏松。

人体的所有津液都是从肾精转化而来的，肾精如果在漏，或者肾精转化不成津液的话，你的津液就会枯竭。

（2）小泻肾汤：专治排尿困难，身上有异味等症状

关于小泻肾汤的适用症状，《辅行诀》里是这样说的："治小便赤少，少腹满，时足胫肿者方。"——膀胱有尿，但排不出来，或者是小便淋漓，一摸小肚子是满的；还有的患者出的汗会有一种氨气的味道。

有的患者还会出现腿脚水肿的情况，有句话叫"男怕穿靴，女怕戴帽"，什么意思？就是说女性就怕脸肿、头肿，这跟心肺有关系；男性怕什么？腿肿、脚肿，跟肾有关系。一旦女性出现脸肿，男性出现腿肿、脚肿，就说明问题已经很严重了。

中医遇到这样的情况，会开出泻肾汤，首先让尿排出来。

君药，应该用淡味儿的，别弄甜的，甜味儿的补脾比较好，淡味儿的泻肾比较好，比如茯苓（土茯苓跟茯苓不一样，土茯苓偏苦，茯苓偏淡。土茯苓还能治梅毒，它的燥湿的功能特别好）。茯苓就是松树上结的一个菌类的包块儿，味道很臭，你把它晒干之后，切成白色小方块儿，就是茯

苓，如果里面带块儿木头就叫茯神。茯苓味儿淡，"渗湿利窍"——能把体内多余的水渗出来，然后排出去（利窍就是利小便），"白化痰涎，赤通水道"。

茯苓又分为赤茯苓和白茯苓，赤茯苓不是用朱砂拌的茯苓，它就是颜色偏红的茯苓，利尿的效果特别好；颜色偏白的茯苓，一般在治疗脾胃里面多湿气的时候会用到它。

茯苓又分为赤茯苓和白茯苓，赤茯苓不是用朱砂拌的茯苓，它就是颜色偏红的茯苓，利尿的效果特别好；颜色偏白的茯苓，一般在治疗脾胃里面多湿气的时候会用到它。

臣药是生甘草（所有治脾胃病的甘草都会标注一个"炙"字，而用于利尿的话就什么也不标注，这代表就是生甘草，生甘草的利尿效果特别好）。

生甘草的利尿效果特别好。

佐药什么味道？苦味儿的。《辅行诀》里写的是黄芩，但是我个人认为用竹叶（苦的竹叶）效果更好，因为我始终认为黄芩是个入肺的药，性咸寒。

（3）大泻肾汤：
专治"腰中沉重如折，耳鸣者方"等症状

大泻肾汤治疗的症状比小泻肾汤治疗的严重多了。

《辅行诀》里是这样说的："治小便赤少，或时溺血，少腹迫满而痛，腰中沉重如折，耳鸣者方。"——除了小便量少、发红，有的还直接出现了尿血，小肚子不通而且痛，还伴随耳鸣的现象。

这就是说，当一个人出现尿路结石，把尿憋得往回渗，在肾盂（分泌尿液的腰子）里面的时候，就开始出现腰痛得就跟折断一样的症状。这时候就得赶紧用大泻肾汤来利

尿，大泻肾汤在小泻肾汤的基础上又加了几味利尿药——干姜、芍药、大黄。

（4）小补肾汤：专治虚劳失精，腰痛等症状

小补肾汤治什么呢？关于小补肾汤的适用症状，《辅行诀》里是这样说的："治虚劳失精，腰痛，骨蒸羸瘦，脉快者方。"

首先就是虚劳。虚劳就是看起来什么都没干，但是累得够呛。干吗了呢？动脑子呢！尤其晚上动脑子，最容易虚劳。

第二是失精，什么叫失精？遗精、白带、出汗、堕胎……都是失精（正常的性生活是有泻也有补，互相有个滋润的，男人为女人疏通任脉，女人为男人滋润精液，所以这是一种非常好的自然调养方式）。

还有就是腰痛，这里的腰痛和大泻肾汤的那个腰痛如折完全不一样。大泻肾汤的那个腰痛是说腰痛得不能碰，而这里的腰痛是喜温、喜按（揉一揉，掐一掐）的。

另外，如果肾的阴精、阴液丧失得比较严重，就会出现一个症状叫骨蒸。骨蒸就是觉得身上的热是从骨头里面蒸出来，透出来的。

羸弱就是阴精快熬干了的状态。而且这类患者脉搏还跳得快，是因为动元气了。

小补肾汤的配伍是这样的：

君药是地黄。

> 正常的性生活是有泻也有补，互相有个滋润的，男人为女人疏通任脉，女人为男人滋润精液，所以这是一种非常好的自然调养方式。

> 骨蒸就是觉得身上的热是从骨头里面蒸出来，透出来的。

臣药是苦寒的竹叶。

佐药是生甘草。

使药是咸味儿的泽泻。

这就是小补肾汤。

这个方子后面还有几句话:"若小便多血者,去泽泻,加地榆一分;若大便见血者,去泽泻,加伏龙肝如鸡子大;若苦遗精者,易生地黄为熟地黄二两;若小便冷,茎中痛,倍泽泻为二两;少腹苦迫急者,去泽泻,加牡丹皮一分;小便不利者,仍用泽泻;心烦者,加竹叶;若腹中热者,加栀子十四枚,打。"

就是说,如果小便出血,方子里就要把泽泻去掉,加一分地榆;如果大便出血,就要把泽泻去掉,加鸡蛋大的伏龙肝一枚;还有,如果遗精遗得很严重的话,就把生地黄改为熟地黄;如果小便冷,阴茎痛的人,就把泽泻的量加为二两;如果心烦的话,就加竹叶;如果腹中感到热的话,就加十四枚栀子,打碎。

(5)大补肾汤:专治骨质疏松

大补肾汤的适用症状,在《辅行诀》里是这样描述的:"治精气虚少,腰痛,骨痿,不可行走,虚热冲逆,头目眩,小便不利,脉软而快者方。"

大补肾汤的适用症状,在《辅行诀》里是这样描述的:"治精气虚少,腰痛,骨痿,不可行走,虚热冲逆,头目眩,小便不利,腹中急,脉软而快者方。"

就是说,当这类患者出现精不足,元气也不足,骨痿(相当于我们现在说的骨质疏松),连路都走不了,一阵一阵的烘热往上顶，眼前发黑，而且肾已经失去了一些功能，使排小便受到了影响的症状时，就要使用大补肾汤来治。

大补肾汤在小补肾汤的基础上，又加入了一些补肝的药——桂枝、干姜、五味子。而且《辅行诀》里还说："以长流水一斗，……日三服夜一服。"什么叫长流水？江河的水就是长流水，而井水就不是长流水。而且还要白天服用三次，晚上服用一次。

> 江河的水就是长流水，而井水就不是长流水。而且还要白天服用三次，晚上服用一次。

（6）导赤散：专治口舌生疮，小便黄、短赤等症状

有一个叫导赤散的方子，它是由大补肺汤的后三味药地黄、竹叶、甘草，再加一味木通演化而成的。

导赤散专治口舌生疮，小便黄、短赤，甚至还有点儿淋漓涩痛的症状。它的方歌是："导赤生地与木通，草梢竹叶四般功。口糜淋痛小肠火，引热同归小便中。""导赤木通生地黄，草梢煎加竹叶尝。清心利水又养阴，心经火热移小肠。"

> 导赤散专治口舌生疮，小便黄、短赤，甚至还有点儿淋漓涩痛的症状。

至此，关于五脏调治方向的基本架构就讲完了，后面就是食疗养生的内容了。

第十七章

《辅行诀》中的食疗名方

第一个方子是补肝的，叫养生补肝汤，专治肝的气血很虚弱、大便不通……

第二个方子是补心的，叫调中补心汤，专治用心太过、心率特别快、心里觉得烦……

第三个方子是补脾胃的，叫建中补脾汤，专治吸收很差、肌肉严重萎缩……

第四个方子是补肺气的，叫宁气补肺汤，专治气若游丝、燥热……

最后一个方子是补肾的，叫固元补肾汤，专治遗精、遗尿……

1.养生补肝汤

第一个方子是补肝的，叫养生补肝汤，顺应了春天肝的生发功能。

养生补肝汤是用来调治什么的呢？

《辅行诀》是这样说的："治肝虚，筋极，腹中坚澼，大便闭塞者方。"

就是说患者肝的气血虚弱到了极点，韧带都缺乏弹性了，而且肚子里面会出现一种坚硬的硬块，大便也不通了。

养生补肝汤方剂的组成是："蜀椒（汗），一升；桂心三两；韭叶（切），一把；芍药三两；芒硝半斤；胡麻油一升。"

方剂里面有一味非常厉害的辛味儿药——蜀椒，是君药；桂心，辛温的，是臣药；另外还用到了食材——韭菜叶，这也是臣药。很多人在误吞异物之后，医生会让他们赶紧吃点儿韭菜，这样就可以很快地把异物排出体外。

一君二臣，佐药呢？佐药是白芍，最后的使药是一味甘味儿药，就是我提倡大家炒菜时，用的胡麻油。

对于甘味儿药，有的方子里面用的是糖，有的方子里面用的是比糖还好一点儿的蜜，而比蜜还好的就是油。油本身的味道就是甘的，所以吃的油越多，身体就越胖。因为要治大便闭塞不通，所以里面还有一味药——咸味儿的芒硝。

很多人在误吞异物之后，医生会让他们赶紧吃点儿韭菜，这样就可以很快地把异物排出体外。

油本身的味道就是甘的，所以吃的油越多，身体就越胖。

2.调中补心汤

第二个方子是补心的，叫调中补心汤。

调中补心汤是用来调治什么的呢？《辅行诀》是这样说的："治心劳，脉极，心中烦悸，神识慌惚者方。"

就是说患者用心太过、心率特别快、心里觉得烦，有一种火上头的感觉，而且可以自觉心跳，最重要的一点是伤到了心神。"神识慌惚"本义是不能集中注意力，有的人干一件事儿坚持不了几分钟，注意力就会转移。

调中补心汤里面用到了小补心包汤里用的一味咸味儿的药——旋覆花。另外一味咸味儿的药是栗子。很多人说栗子是补肾的，其实补肾的是栗子花，栗子是补心气的。

然后还有一味药——豆豉，豆豉也是咸味儿的。一君二臣有了，反佐的药是栀子。

调中补心汤里面还加了点儿补脾气的药——党参和葱叶（葱叶和葱白不一样，葱白有通督脉的效果，而葱叶性味辛香温，有发散、调味儿的作用）。最后的使药——酸味儿的清酒（这个清酒不是我们现在喝的日本清酒，而是我们古代没有用草木灰过滤的，接近于黄酒，微微带酸味儿但还没有变成醋的酒）。

《辅行诀》是这样记载的："以清酒四升，水六升，煮取三升，温分三服，日三。"就是用四升清酒，六升水，煮到只剩三升，然后一日三次服完。

很多人说栗子是补肾的，其实补肾的是栗子花，栗子是补心气的。

葱叶和葱白不一样，葱白有通督脉的效果，而葱叶性味辛香温，有发散、调味儿的作用。

3.建中补脾汤

第三个方子是补脾胃的，叫建中补脾汤。建中补脾汤是用来治疗什么的呢？《辅行诀》是这样说的："治脾虚，肉极，羸瘦如柴，腹中拘急，四肢无力者方。"

就是说患者吃进去什么，就原封不动地拉出来什么，完全不吸收，而且肌肉严重萎缩（筋脉肉皮骨，《辅行诀》里说心的时候是"脉极"；说肝的时候是"筋极"，就是筋劳损到了极点；说脾的时候是"肉极"，肉萎缩到极点。这里说的就是"肉极"）。

脾虚的人是不会胖的。脾虚就像是男人很会赚钱，但是女人不攒钱，把钱全花掉了；就像放钱的匣子没有底儿，把钱全漏掉了是一样的。

还有的患者瘦得跟柴火似的，而且腹中紧绷着、不放松，四肢还无力。

喝过中药的人都知道，大多数中药都很难喝。但是用这个方子熬制的药不仅不难喝，还很好喝。

君药是黄饴，就像我们吃的高粱饴似的，其实饴糖的主要成分就是麦芽糖；臣药是炙甘草（一用炙甘草我们就知道是在补脾胃了）；还有一味臣药是大枣，去核的；佐药是生姜。建中补脾汤里面还加入了桂枝、芍药这两味药，其实在《辅行诀》的原著里是没有这两味药的，是依据《伤寒杂病论》里面的小建中汤而加入的。

《辅行诀》里说心的时候是"脉极"；说肝的时候是"筋极"，就是筋劳损到了极点；说脾的时候是"肉极"，肉萎缩到极点。

脾虚的人是不会胖的。

4.宁气补肺汤

　　第四个方子是补肺气的，叫宁气补肺汤。宁气补肺汤是用来治疗什么的呢?《辅行诀》是这样说的:"治肺虚,气极,烦热,汗出,口舌渴燥者方。"

　　就是说患者气如游丝,眼看就要咽气了,而且还燥热,漏汗,嘴里没有津液。

　　宁气补肺汤里用到了小补肺汤里面的麦门冬、五味子和旋覆花。其中麦门冬是君药;五味子是臣药;咸味儿的旋覆花是佐药。另外宁气补肺汤里面还有臣药白苵浆(就是我们说的醪糟汁儿,是酸的),如果感觉力度不够,也可以来点儿豆汁儿。然后用辛味儿的药散一下,《辅行诀》里用的是白芥子,还有一味药是竹叶,竹叶泻心。

> 白苵浆就是我们说的醪糟汁儿,是酸的。

5.固元补肾汤

最后一个方子是补肾的，叫固元补肾汤（之前有一种很火的东西叫"固元膏"，是不适合脾胃虚弱的人服用的）。固元补肾汤是用来治疗什么的呢？《辅行诀》是这样说的："治肾虚，精极，遗精，失溺（小便失禁），气乏无力，不可动转，唾血、咯血方。"

就是说精已经透支到了极限，遗精、遗尿（当人大小便失禁的时候，就离死亡不远了），气短，没有力气，有的人还会出现痰中带血的症状——当人的心火已经不受肾水约束的时候，就会出现痰中带血的症状。

固元补肾汤的君药是地黄，臣药是王瓜根（又叫土瓜根），佐药是甘草，使药是咸味儿的——薤白。

《辅行诀》里面此方还有两味药——干姜和苦酒，这两味药是用来治疗唾血、咯血的症状的，跟补肾汤没有太大的关系。

但固元补肾汤的煎煮方法值得我们注意一下，《辅行诀》是这样说的："以苦酒合井（原抄本"井"字略似"并"字）泉水五升煮之，取得三升，每服一升，一日尽之。"就是说固元补肾汤要用五升醋和井泉水，而不是长流水来煎煮。然后取三升，每次服一升，分三次一日服完。

当人大小便失禁的时候，就离死亡不远了。

当人的心火已经不受肾水的约束的时候，就会出现痰中带血的症状。

固元补肾汤要用五升醋和井泉水，而不是长流水来煎煮。

6. "小汤"变"大汤"之法

至此，五脏补泻的方子我们就讲完了。

接着陶弘景又对《黄帝内经》作了论述。原文是这样
的——"陶云：'经云：毒药攻邪，五菜为充，五果为助，五
谷为养，五畜为益，尔乃大汤之设。'今所录者，皆小汤耳。
若欲作大汤者，补肝汤内加羊肝，补心加鸡心，补脾加牛
肉，补肺加犬肉，补肾加猪肾，各一具，即成也。"

就是说，我们上面所讲的几个汤，都是小汤。

如果你想做一锅大汤，就要在补肝汤里面加羊肝（为什
么要在里面加羊肝？"五畜为益"里面的五种牲畜是归不同
的经的。我的理解是，羊是入肝的，当归生姜羊肉汤就是补
肝血的。但是按照《黄帝内经》的说法，鸡是入肝的，羊是
入心的）；补心汤里面加鸡心；补脾汤里面加牛肉（这里说的
是牛肉，而不是牛脾，因为脾不好吃。中医里说的脾跟西医
不太一样，中医认为，脾是个免疫器官，就跟我们的淋巴结
一样）；补肺汤里面加犬肉（按《黄帝内经》里的说法，狗是
入肺的）；补肾汤里面加猪肾；都是一具，这样就可以做成大
汤了。

今所录者，皆小汤
耳。若欲作大汤者，
补肝汤内加羊肝，
补心加鸡心，补脾
加牛肉，补肺加犬
肺，补肾加猪肾，
各一具，即成也。

还有一句话很重要，"气味合而服之，以补精益气"，这就是我们讲食疗课的理论基础。

所以我们讲的食疗课不是随便说什么东西好，什么东西不好，是有传承、有依据的。

"气味合而服之，以补精益气"。

图书在版编目（CIP）数据

饮食滋味 / 徐文兵著 . —— 南昌：江西科学技术出版社，2018.3（2023.3 重印）

ISBN 978-7-5390-6177-1

Ⅰ. ①饮… Ⅱ. ①徐… Ⅲ. ①养生（中医）- 基本知识 ②食物疗法 - 基本知识 Ⅳ . ① R212 ② R247.1

中国版本图书馆 CIP 数据核字 (2017) 第 296060 号

国际互联网（Internet）地址：http://www.jxkjcbs.com

选题序号：ZK2016124　　图书代码：D17115-117

监　　制 / 黄　利　万　夏
项目策划 / 设计制作 / 紫图图书 ZITO®
责任编辑 / 魏栋伟
特约编辑 / 马　松　崔玉莲
营销支持 / 曹莉丽
纠错电话 / 010-64360026-103

饮食滋味

徐文兵 / 著

出版发行	江西科学技术出版社	
社　　址	南昌市蓼洲街 2 号附 1 号　邮编 330009	
	电话：(0791) 86623491　86639342 (传真)	
印　　刷	嘉业印刷（天津）有限公司	
经　　销	各地新华书店	
开　　本	710 毫米 × 1000 毫米　1/16	
印　　张	20	
印　　数	154001－159000 册	
字　　数	210 千字	
版　　次	2018 年 3 月第 1 版　2023 年 3 月第 17 次印刷	
书　　号	ISBN 978-7-5390-6177-1	
定　　价	59.90 元	

赣版权登字 -03-2017-439　　版权所有　侵权必究

（赣科版图书凡属印装错误，可向承印厂调换）